Brucker/Wutta

Gesunde Augen

Karin Brucker
Hans-Peter Wutta

Gesunde Augen:

Sehstörungen heilen auf natürliche Weise

So hilft Ihnen die alternative Medizin bei

- grauem Star
- Glaukom
- Makuladegeneration
- Fehlsichtigkeiten und
- trockenem Auge

Haug

Die Deutsche Bibliothek – CIP-Einheitsaufnahme
Ein Titeldatensatz für diese Publikation ist bei Der Deutschen Bibliothek erhältlich.

Lektorat: Dr. Elvira Weißmann-Orzlowski
Bearbeitung: Susanne Arnold
Umschlagfoto: Corbis
Fotos Innenteil: Karin Brucker
Zeichnungen: EnbeDesign Baasner (mit freundlicher Genehmigung des Hippokrates Verlages Stuttgart; Marco Andres Villalobos Lerchundi)
Umschlaggestaltung: Cyclus • Visuelle Kommunikation, Stuttgart
Satz: IPa, Vaihingen/Enz
Druck und Verarbeitung: Westermann Druck Zwickau GmbH

ISBN 3-8304-2080-3 1 2 3 4 5

Inhalt

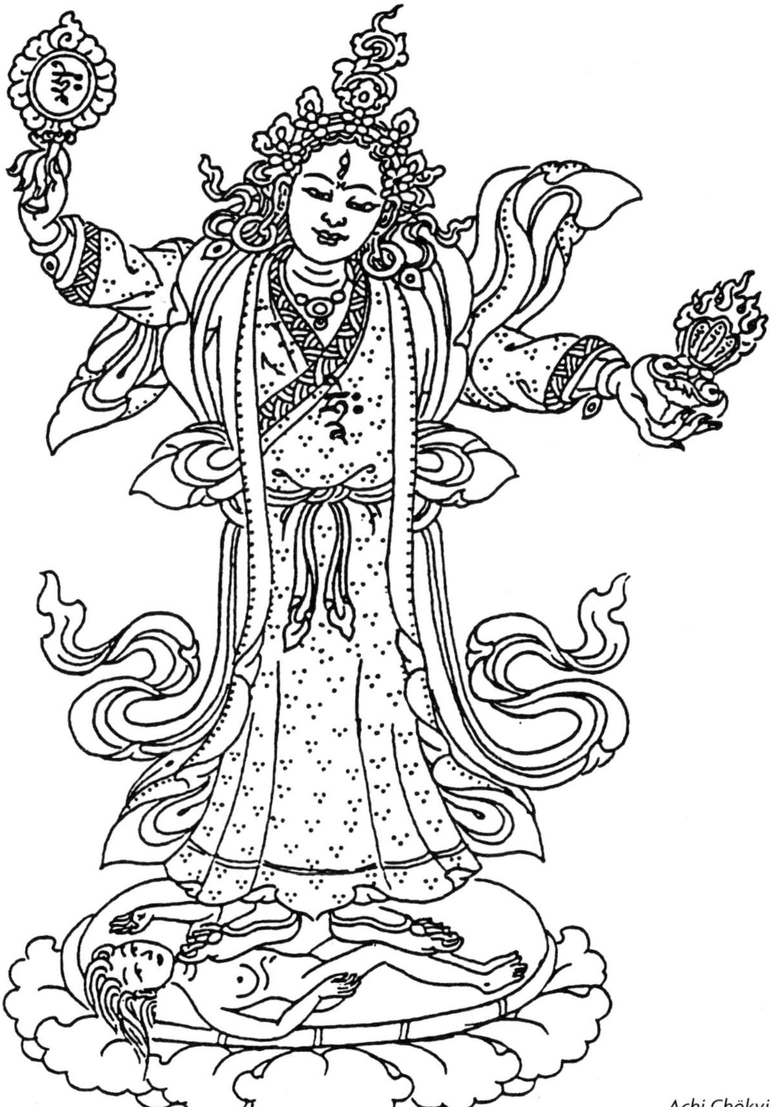

Achi Chökyi Dolma
tibetischer Meditationsaspekt
unter anderem für die Beseitigung von Augenleiden

Du!
In die Augen
schau du dir.

In die Augen,
ob sie taugen
Dich zu sehen,
so wie du bist.

Shin Shiva Mahadeva

Einleitung

Das Auge ist eines unserer wichtigsten Sinnesorgane. Ist das Sehvermögen gestört, hat das auch unmittelbare Auswirkungen auf unsere Lebensqualität. Nicht mehr richtig oder gar nicht mehr sehen zu können bedeutet für die Betroffenen in erster Linie einen Verlust an Kommunikation. Man kann andere Menschen nicht mehr erkennen, Lesen oder Fernsehen ist auch nicht mehr möglich. Die Betroffenen ziehen sich infolgedessen zurück, es ist ihnen peinlich, auf Hilfe angewiesen zu sein, sie möchten niemanden durch ihr Schicksal belasten, und die Folge ist Isolation und Einsamkeit. Trotz vieler guter und sinnvoller technischer Hilfen für Sehbehinderte wird der Verlust des Augenlichtes meist schlimmer empfunden als der Verlust anderer Sinne.

Augenleiden sind absolut keine Seltenheit. Im Laufe des Lebens bekommen rund 90 Prozent aller Menschen ein Augenleiden, man denke nur an die Alterssichtigkeit, von der kaum jemand verschont bleibt.

Wissenswertes

Grauer Star

Der graue Star, so sagen die Wissenschaftler heute, trifft ausnahmslos jeden, jedoch muss er nur bei etwa 50 Prozent behandelt werden.

Degenerative Entwicklungen am Auge wie beim grauen Star oder der weniger bekannten Makuladegeneration sind hauptsächlich Folgen mangelhafter Durchblutung und Stoffwechselstörungen des Organismus. Die Ursachen hierfür sind ungesunde Lebensweise, schlechte Ernährung, Rauchen und vieles andere mehr. Das Auge steht oft erst am Ende einer langen Kette von Symptomen, die vom Patienten nicht oder zu spät erkannt werden.

Gerade die Makuladegeneration trifft in der Altersgruppe der 65- bis 75-Jährigen rund 28 Prozent, in der nächst höheren Gruppe der 75- bis 85-Jährigen sind es schon 35 Prozent, das ist mehr als jeder Dritte – mit steigender Tendenz. Allein im deutschsprachigen Raum gibt es nach Statistiken des Berufsverbandes deutscher Augenärzte rund 5 Millionen Betroffene. Etwa 10.000 Fälle werden jährlich neu diagnostiziert.

Wenn wir von Makuladegeneration sprechen, sprechen wir von einer Volkskrankheit, die dem Patienten von Schulmedizinern oft nicht einmal als Diagnose mitgeteilt wird. Der Grund: Die Schulmedizin kennt so gut wie keine Behandlungsmethode, die auch nur annähernd eine Heilung, Verbesserung oder zumindest ein Aufhalten des weiteren Verlaufes versprechen könnte – da sagt man dem Patienten lieber erst gar nicht, was Sache ist.

Daher kommt es, dass diese Erkrankung immer noch sehr unbekannt ist – ein Ergebnis der leider oft auf ärztlicher Seite anzutreffenden Meinung, der Patient verstehe sowieso nichts und sei daher unmündig, wenn es um seine Erkrankung geht.

Gerade durch meine Patienteninformationsstelle, die ich zum Thema Augenakupunktur eingerichtet habe, kenne ich die Sorgen und Nöte vieler Menschen mit Sehproblemen. Ältere Menschen trauen sich oft nicht, den Arzt nach der ersten Diagnose genauer zu fragen. Erläuterungen zu den Erkrankungen beschränken sich in der Regel auf ein paar Faltblätter, die dem Patienten kommentarlos in die Hand gedrückt werden, die jedoch wenig ergiebig sind und die Betroffenen unzufrieden zurücklassen. Entsprechend gute Literatur fehlt ebenfalls. Es bleibt die Ungewissheit, was sie am Auge haben, die Unsicherheit, für welche Behandlungsmethode sie sich entscheiden sollen. Dadurch entsteht eine große Hilflosigkeit, die von niemandem richtig aufgefangen wird.

Wissenswertes

Naturheilkunde bei Augenerkrankungen

Die Naturheilkunde ist im gesamten medizinischen Sektor auf dem Vormarsch. Nach dem Motto: „Schulmedizin wo sie nötig ist – Naturheilkunde wo sie möglich ist“ wollen weit mehr als die Hälfte aller Deutschen lieber naturheilkundlich behandelt werden als schulmedizinisch. Das Thema Auge wurde allerdings auf dem Gebiet der Naturheilkunde bislang eher stiefmütterlich behandelt. Die Augenheilkunde schloss Möglichkeiten, mit natürlichen Alternativen erfolgreich zu behandeln, einfach aus, denn sie konnten sich nicht vorstellen, dass man auch mit sanften Methoden Verbesserungen am Auge erzielen kann.

Seit 1995 hat sich das geändert, als zum ersten Mal positive Verbesserungen bei Augenerkrankungen durch eine neue Akupunktur aus Dänemark gemeldet wurden. Im Zuge der Beschäftigung mit Akupunktur begann man auch, andere Verfahren aus der Naturheilkunde, wie etwa Homöopathie, Chelat-Therapie, Sauerstoff- oder Ozontherapie und vieles mehr, mit der Akupunktur zu verbinden, um die Wirkungsweise zu verbessern.

Heute blicken wir auf ein breites Spektrum an Möglichkeiten, Augenerkrankungen mithilfe naturheilkundlicher Verfahren zu bessern oder sogar zu heilen. Dabei hat die Erfahrung gezeigt, dass es meist die Kombination mehrerer Verfahren macht und nicht eine Methode allein. Ausgebildete Fachleute in Augenakupunktur bieten längst eine ganze Palette von Möglichkeiten in ihren Praxen an. Nicht jeder Therapeut beherrscht alle Methoden, die in diesem Buch vorgestellt werden, aber das ist auch nicht zwingend erforderlich.

Nach den heutigen Erfahrungen ist die Augenakupunktur ein Verfahren, das die stärkste Auswirkung auf das Auge hat. Die meisten anderen Verfahren bieten zusätzlich die Möglichkeit, die Wirkung der Akupunktur noch weiter zu verbessern. Je nach Augenerkrankung können zusätzliche Methoden mehr oder weniger intensiv an der Besserung des Auges Anteil haben. Spezialtherapeuten für Augenkrankheiten haben nicht immer die Möglichkeit, alle Verfahren in ihrer Praxis anzubieten. Zum Teil sind die Geräte, die man zur Durchführung dieser Verfahren braucht, teuer, und nicht jede Praxis kann in alle Behandlungsmethoden investieren. So stellt sich jeder Behandler seine ‚individuelle' Augentherapie zusammen und entscheidet von Fall zu Fall, welche Kombination von Behandlungsmethoden sich für den Patienten eignet. Hier gibt es niemals ein Schema, denn die Ursachen, die zu einer Augenerkrankung führen können, sind sehr vielfältig.

Der entscheidende Unterschied zwischen dem schulmedizinischen und dem naturheilkundlichen Ansatz bei der Behandlung von Augenleiden besteht darin, dass sich die Schulmedizin in der Regel auf die Untersuchung und Behandlung des Auges allein konzentriert. Die Naturheilkunde versucht, das Auge als Teil des Ganzen zu sehen und zunächst herauszufinden, wie der Gesamtzustand des Körpers ist. Sehr oft wird dabei festgestellt, dass die Ursache der Augenerkrankung gar nicht am Auge selbst ist, sondern an einer Fehlfunktion der Leber oder Nieren. Ursachen können auch Amalgamvergiftungen sein, eine schiefe Halswirbelsäule oder Narben am Körper, die Störfelder hervorrufen.

Leider werden beim naturheilkundlichen Ansatz immer noch häufig die psychischen Faktoren, die zu solch einer Erkrankung auch gehören, vernachlässigt und nicht mitbetreut. Wir sind und bleiben Wesen, die erst dann gesund sind, wenn Körper, Geist und Seele im Einklang stehen. Wir reden heute, wenn wir von alternativer Augenheilkunde sprechen, von einer Ganzkörperregulation. Denn nur wenn man die eigentlichen Ursachen der Augenerkrankung erkennt oder gefunden hat, kann man auch adäquate Mittel und Techniken zur Bekämpfung anwenden. Dazu benötigt man einen guten Augenarzt, einen guten Naturheilkundler und natürlich auch den eigenen, persönlichen Willen, um die psychischen Ursachen, die mit der Augenerkrankung einhergehen, auflösen zu wollen. Nur so kann wirkliche Heilung im ganzheitlichen Sinne entstehen und die Augen wieder gesund werden.

Viele Augenärzte wissen heute längst, dass es naturheilkundliche Augenbehandlungen gibt. Obwohl es Hunderte von erfolgreich behandelten Patienten gibt, fällt es vielen Schulmedizinern schwer, sich diesem alternativen Behandlungsfeld zu öffnen. Das ist häufig die Ursache dafür, dass betroffene Patienten vom behandelnden Augenarzt nicht über naturheilkundliche Alternativen informiert werden. Mund-zu-Mund-Propaganda, Presseberichte oder Einrichtungen wie meine Patienteninformationsstelle sind in der Regel die einzigen Möglichkeiten, auf diese neue Methode hinzuweisen.

Abgesehen von der Skepsis der Augenärzte gegenüber natürlichen Behandlungsmethoden ganz allgemein, gibt es auch eine Reihe anderer Gründe, warum sich Augenärzte gegen die Naturheilkunde wehren. Die finanzielle Situation der Ärzte in Deutschland hat sich – nicht zuletzt durch die Einführung der Budgetierung – dramatisch verschlechtert. Bis zu 50 Prozent Umsatzeinbußen müssen die meisten Kassenärzte seither verbuchen, und das ist sicher nicht immer leicht. Durch die Augenakupunktur, meinen einige Augenärzte, entsteht nun so eine Art Konkurrenzsituation, gegen die sie sich wehren mit Argumenten wie: „Ein Augenpatient gehört in die Hände eines Augenarztes.“ Sie befürchten, dass Therapeuten, die „keine Ahnung von Augenheilkunde haben", anfangen könnten, an den Patienten ‚herumzudoktern' und so Schaden anrichten. Diese Einstellung ist jedoch etwas unsachgemäß. Idealerweise braucht ein Patient einen guten Augenarzt, der die Diagnose stellt und den Behandlungsverlauf überwacht, und einen guten Naturheilkundler, der ebenfalls sein Handwerk beherrscht und eine naturheilkundliche Behandlung durchführt. Es geht hier um ein Hand-in-Hand-Arbeiten und sicherlich nicht um eine Konkurrenzsituation, zumal wohl niemand, der ein Augenleiden bekommt, zuerst einen Naturheilkundler aufsucht und sich den Weg zum Augenarzt spart. Dem Augenarzt gehen damit also keine Patienten verloren. Im Gegenteil: Durch die regelmäßige engmaschige Kontrolle, die der Patient idealerweise während seiner alternativen Behandlung bekommt, bringt es dem aufgeschlossenen Augenarzt wahrscheinlich mehr Patienten als vorher.

Wissenswertes

Augenakupunktur

Ein Augenakupunkteur ist in erster Linie ein Akupunkteur, der sein Fachgebiet – nämlich die Akupunktur – beherrscht. Er ist kein Augenarzt und will es auch nicht werden.

Die Erfahrungen der letzten sieben Jahre haben gezeigt, dass die Augenärzte, die sich aufgeschlossen (oft durchaus skeptisch) auf eine Zusammenarbeit mit Augentherapeuten eingelassen haben, es in keiner Weise bedauert haben. Der Patient fühlt sich optimal betreut, und sowohl Augenarzt als auch Naturheilkundler profitieren von der Zusammenarbeit.

Allein im deutschsprachigen Raum gibt es mittlerweile mehrere hundert Therapeuten, die sich in Augenakupunktur ausgebildet haben. Nicht alle befassen sich mit gleicher Intensität mit diesem neuen Fachgebiet, und auch nicht jeder hat diese Therapie in seine Praxis integriert. Es zeichnet sich jedoch ein deutlicher Trend zur naturheilkundlichen Augenbehandlung ab. Es gibt inzwischen schon eine ganze Reihe von Augenärzten, die ihre Praxen ganz auf alternative Behandlungsmethoden umgestellt haben. In der Regel ist es jedoch für Augenärzte nicht einfach, die Akupunktur zu integrieren. Die meisten Ärzte haben einen hohen Patientendurchlauf, und wer die Augenakupunktur anbieten möchte, der benötigt pro Patient und Behandlungstag mindestens eine Stunde lang einen Raum. Das ist in vielen Arztpraxen von den Räumlichkeiten her einfach nicht möglich.

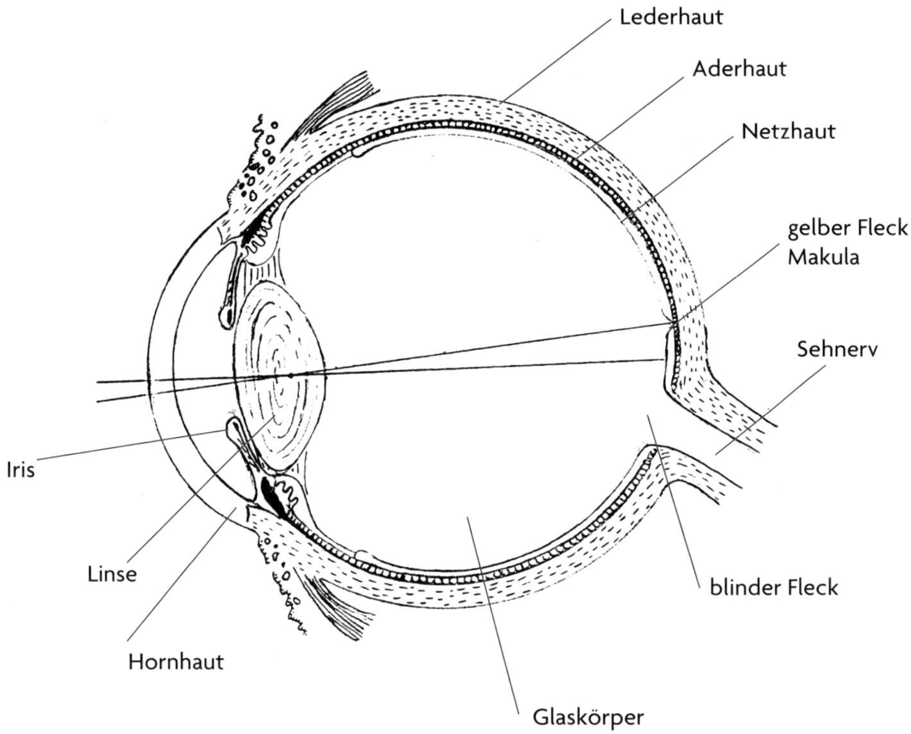

Querschnitt durch das Auge

Das Sehen

Wie wichtig die Augen für unsere Orientierung in der Umwelt sind, kann man nur erahnen, wenn man einmal mit geschlossenen Augen versucht, sich in seiner Umgebung zurechtzufinden. Um zu verstehen, was die verschiedenen Augenleiden bedeuten, wie sie entstehen und warum, muss man sich zuerst damit befassen, wie das Sehen eigentlich funktioniert.

Unsere Augen sind komplex aufgebaute Organe. Ihre Anatomie hat man wissenschaftlich bereits gründlich erforscht, obwohl bei Weitem noch nicht alle Funktionsteile des Auges in ihrer Wirkungsweise bekannt sind. Große Rätsel gibt bis heute beispielsweise die Funktion des Sehnervs auf. Längst weiß man natürlich, wie die Information aus dem Auge zum Gehirn transportiert wird. Bei Störungen des Sehnervs ist bis heute jedoch eine Diagnose schwierig, denn es gibt keine Möglichkeit, „in den Sehnerv hinein zu schauen". Alles was der Augenarzt sehen kann, ist das Sehnervköpfchen am Augenhintergrund. Je nach dessen Beschaffenheit und den Beschwerden des Patienten kann der Augenarzt nur vermuten, dass die Ursache des schlechten Sehens vom Sehnerv herrührt. Die Augenakupunktur hat so viele angeblich „tote" Sehnerven wieder zum Leben erweckt, dass es noch unbekannte Funktionsmechanismen geben muss, die bislang unerforscht sind.

Ähnlich ist es auch mit der Verbindung zwischen den elektrischen Impulsen des Sehnervs und den Gehirnfunktionen. Man hat wissenschaftlich zwar verstanden, wie die Information übertragen wird und welche Teile des Gehirns für welche Funktionen zuständig sind, doch wie genau die elektrische Information in die Wahrnehmung des Sehens verwandelt wird, ist immer noch nicht bekannt. Auch in diesem Bereich kann die Augenakupunktur manchmal Wunder vollbringen. Hier sind manchmal solch unglaubliche Erfolge möglich, dass Schulmediziner vor einem Rätsel stehen.

Um den eigentlichen Sehvorgang besser zu verstehen, muss man sich zunächst einmal die Anatomie der Augen genauer betrachten. Unsere Augen sind aufgebaut wie kleine Kugeln. Vorne befindet sich die durchsichtige Hornhaut, die das Auge zusammen mit den Lidern vor Schäden von außen schützt. Direkt dahinter befindet sich die Iris oder Regenbogenhaut und anschließend die Linse. Der hintere Teil des Auges ist mit dem so genannten Glaskörper ausgefüllt, einer durchsichtigen gallertartigen Masse, die das Auge zu einer Kugel formt und stabilisiert, damit es nicht zusammenfällt.

Im hinteren Bereich des Auges liegt eine Reihe von Häuten mit unterschiedlichen Funktionen. Die äußerste Haut ist die Lederhaut, die hauptsächlich die Aufgabe hat, das Auge zu umfassen und zu schützen. Die nächste Haut ist die Aderhaut, in der, wie der Name schon deutlich macht, die Blutgefäße liegen, die das gesamte optische System versorgen. Darüber befindet sich die Netzhaut, in der man die so genannten Sehrezeptoren findet. Wir haben zwei verschiedene Sorten von Sehrezeptoren, die Stäbchen und die Zäpfchen. Die Stäbchen sind für das schwarz/weiß-Sehen, das Sehen in der Dämmerung oder bei Nacht verantwortlich und die Zäpfchen für das Farbsehvermögen und die Schärfe des Bildes. Die Verteilung der beiden unterschiedlichen Sehrezeptoren (oder Photozellen) auf der Netzhaut ist ganz unterschiedlich.

Am Augenhintergrund gibt es zwei wichtige Punkte: der gelbe Fleck und der blinde Fleck. Der gelbe Fleck, den man auch Makula nennt, ist ein winziges Areal, in dem sich das Zentrum des schärfsten Sehens befindet. In diesem Bereich befinden sich in höchster Dichte Millionen von Zäpfchen-Rezeptoren und nur wenig Stäbchen. Die Anzahl der Zäpfchen nimmt dann nach außen hin ab, während die Anzahl der Stäbchen entsprechend zunimmt. Der blinde Fleck ist die Stelle, an der der Sehnerv ins Auge eintritt. Hier gibt es keine Sehrezeptoren, und da kann auch nicht „gesehen“ werden.

Wie funktioniert der Sehvorgang?

Unsere Augen nehmen das von außen einfallende Licht auf. Die Iris (Regenbogenhaut) bildet, je nach Intensität der Einstrahlung, eine größere oder kleinere Pupille dadurch, dass sich die Irishaut entweder ausdehnt oder zusammenzieht. Rund um die Irishaut herum befindet sich ein Ringmuskel, der die Bewegung der Regenbogenhaut steuert. Danach fällt das so gefilterte Licht auf die Linse. Dort wird das Licht gebrochen, das heißt, es wird in seine Spektralfarben zerlegt. Jede Farbe, die durch die Brechung an der Linse erzeugt wird, hat so einen unterschiedlichen Brennpunkt (Punkt, an dem sich die Lichtstrahlen wieder vereinen). Außerdem reguliert die Linse durch den Brechungsvorgang die Schärfe, mit der die Lichtinformation auf der Retina abgebildet wird.

Die Sinneszellen der Retina verarbeiten das einfallende Licht und verwandeln es in elektrische Impulse, die durch den Sehnerv an das Gehirn weitergeleitet und dort ausgewertet werden. Hier ist das Sehzentrum und die Sehrinde verantwortlich. Im Sehzentrum wird die eigentliche Lichtinformation verarbeitet. Die Sehrinde fungiert als eine Art Kommentator. Ihre Aufgabe ist es, das Bild aus dem Sehzentrum mit dem Erinnerungsvermögen des Gehirns zu verbinden und so das Bild „erkennbar“ zu machen.

Dieses Beispiel zeigt, dass es Augenleiden geben kann, deren Ursache eigentlich mit dem Auge selbst gar nichts zu tun haben, sondern deren Ursachen im Gehirn zu suchen sind. Gerade bei diesen Fällen tappt die Forschung in der Augenheilkunde noch im Dunklen.

Wissenswertes

Aufgabe der Sehrinde

Ein berühmtes Beispiel für die Aufgabe der Sehrinde ist der Versuch mit einer Uhr. Ein Mensch, bei dem die Sehrinde geschädigt ist, kann eine Uhr sehen, er weiß jedoch erst, nachdem er das Tick-Tack der Uhr am Ohr gehört hat, dass es sich um eine Uhr handelt. Ein berühmtes Buch des Autoren Sacks behandelt genau dieses Problem unter dem Titel: Der Mann, der seine Frau mit einem Hut verwechselte.

Funktionsstörungen der Augen

Wenn ein Patient merkt, dass mit seinen Augen etwas nicht in Ordnung ist, dann ist der erste Gang selbstverständlich der zum Augenarzt. Die Aufgabe des Ophthalmologen ist es, das Auge gründlich zu untersuchen. Dazu gehören ausführliche Sehtests mit Sehtafeln, Nahleseproben, Farbtests oder auch eine Perimeteraufnahme, die das Gesichtsfeld des Patienten ausmisst. Unter Gesichtsfeld versteht man die Größe des Bereichs, der vom Patienten gesehen werden kann. Zu einer Standard-Grunduntersuchung gehören die Messung des Augeninnendrucks und eine Untersuchung des Augenhintergrundes, entweder mit einem Handspiegel oder einer Spaltlampe.

Je nach Verdachtsdiagnose gibt es natürlich noch eine ganze Reihe von Spezialuntersuchungsmethoden. Die Ursachen, die ein Augenarzt in der Regel ermitteln kann, sind rein körperlicher Natur. Er erkennt Dysfunktionen oder Schädigungen an einzelnen Bestandteilen der Augen, Fehlfunktionen des Sehnervs oder Ursachen, die mit dem Auge selbst nichts zu tun haben und die, wie etwa bei Schlaganfällen oder anderen Kopftraumen, im Gehirn zu suchen sind. Entsprechend dieser Diagnosen werden Medikamente oder spezielle Therapien verordnet.

Medicus curat – natura sanat, der Arzt behandelt, die Natur heilt, ist ein altes Sprichwort. Die Schulmedizin beschränkt sich heute leider immer noch hauptsächlich auf den ersten Teil des Satzes und vergisst den zweiten Teil. Die Bekämpfung der Symptome ist dann oberstes Ziel; die Frage nach der Ursache tritt hier in den Hintergrund. Diese Haltung wird heute noch von vielen Menschen geteilt, bis sie in ihrem Leben irgendwann an den Punkt kommen, wo der Arzt eben nicht mehr behandeln kann. Ist das Kind erst einmal in den Brunnen gefallen, kann man sich dann entscheiden: aufgeben oder sich um Alternativen bemühen. Und genau hier setzt die Naturheilkunde an.
Augenerkrankungen sind meist das Ende einer langen Kette von anderen Erkrankungen im Körper. Die häufigste Ursache von Augenleiden liegt in einem schlechten Stoffwechsel im Körper. Leber und Nieren sind in der Regel bei Augenpatienten nicht in Ordnung. Infolge dessen entstehen schlechte Blutwerte und dadurch eine schwache

körperliche Konstitution, die sich von selbst nicht mehr regenerieren kann. Grund dafür ist, dass der Patient selbst in der Regel die Ursache gar nicht kennt und daher auch nicht gegensteuern kann oder aus Bequemlichkeit nicht will. Jeder Patient ist ein individueller Fall, und die Ursachenforschung muss dem entsprechend auch individuell betrieben werden.

Der alternative Augentherapeut lenkt sein Augenmerk daher zunächst auf die Gesamtkörpersituation und untersucht den Organismus von Kopf bis Fuß. Blutuntersuchungen, Urin- oder Stuhlproben gehören dazu und allerlei andere Methoden, die Auskunft über den aktuellen Zustand des Menschen geben können. Hat man die Ursachen gefunden, die schließlich zu der Augenerkrankung führten, hat man meist auch bereits den Schlüssel zur Lösung in der Hand.

Wichtig

Ist der Stoffwechsel nicht in Ordnung, so muss dieser erst wieder intakt funktionieren, sonst kann sich ein Augenleiden auch nicht verbessern.

Bei vielen degenerativen Augenerkrankungen wie dem grauen Star, der Makuladegeneration oder dem Glaukom gibt es meist schon im Auge direkt einen gestörten Stoffwechsel. Die Trübung der Linse beim grauen Star ist die Folge einer schlechten Nährstoffversorgung derselben. Beim Glaukom kann beispielsweise der ‚Abflusskanal' für das Kammerwasser im Auge verstopft oder die Kammerwasserproduktion gestört sein. Man spricht hier oft fälschlich von Verkalkung. Genauer gesagt sammeln sich dort aber Stoffe an, die nicht im Auge abgebaut werden können. Die Makuladegeneration entsteht durch eine Unterversorgung der Sinneszellen in der Makula (gelber Fleck) durch schlechte Blutgefäße. Die Ursache liegt hier ebenfalls im Stoffwechsel.

Wer heute meint, mit ein paar Akupunkturnadeln allein könne das Augenlicht wieder erlangt werden, der irrt gewaltig. Der Patient muss mitarbeiten und den Behandler nicht einfach nur machen lassen. In über 90 % aller Fälle muss der Körper erst einmal gründlich entgiftet werden, damit sich die Blutkonsistenz verbessert und damit auch die Versorgung des optischen Systems generell. Ernährungsumstellungen sind in der Regel für eine erfolgreiche Behandlung ebenfalls unabdingbar. Wer für die Dauer einer Behandlung nicht auf gewisse Produkte verzichten kann, kann auch keinen Erfolg bei der Behandlung erwarten.

Behandlungsmethoden

Augenakupunktur

Akupunktur gilt ganz generell als sanfte Alternativmethode. In unseren Breiten ist die klassische chinesische Akupunktur verbreitet und bekannt, die man mit TCM (Traditionelle Chinesische Medizin) bezeichnet. Außerdem kennen sicher viele auch die Ohrakupunktur, von der es eine chinesische und eine französische Variante gibt, die beide gleichermaßen hier im Westen verbreitet sind. Bei der Augenakupunktur handelt es sich nun um ein Sonderverfahren, das mit den vorgenannten Akupunktursystemen nichts zu tun hat. Unter dem Begriff Augenakupunktur verbirgt sich eine Kombination von Akupunkturpunkten, die aus anderen Akupunktursystemen zusammengestellt wurden.

Bei der TCM handelt sich um eine Körperakupunktur, denn die Akupunkturpunkte sind über den ganzen Körper verteilt und mit so genannten Leitbahnen (Meridianen) miteinander verbunden. Zur original TCM gehört jedoch nicht nur das Wissen um die Akupunkturpunkte, sondern auch Kräuter- und Teekunde, die hier weniger bekannt und verbreitet ist.

Die Ohrakupunktur ist im Gegensatz zur TCM keine Körperakupunktur, sondern ein so genanntes Mikrosystem. Davon gibt es mittlerweile eine ganze Menge. Gemeint ist damit, dass ein kleiner Bereich des Körpers (wie das Ohr) den ganzen Körper auf sich abbildet, man also allein vom Ohr aus den ganzen Körper behandeln kann.

Neben der Ohrakupunktur gibt es noch andere Mikrosysteme, wie beispielsweise die Schädelakupunktur nach Yamamoto, Nasenakupunktur, Mundakupunktur, Hand- oder Fußakupunktur. Erfahrene Akupunkteure bestätigen generell, dass die Mikrosysteme in der Akupunktur bedeutend intensiver wirken als die TCM.

Weltweit existieren sehr viele unterschiedliche Akupunktursysteme, die sich eminent voneinander unterscheiden. Bei uns im Westen hat

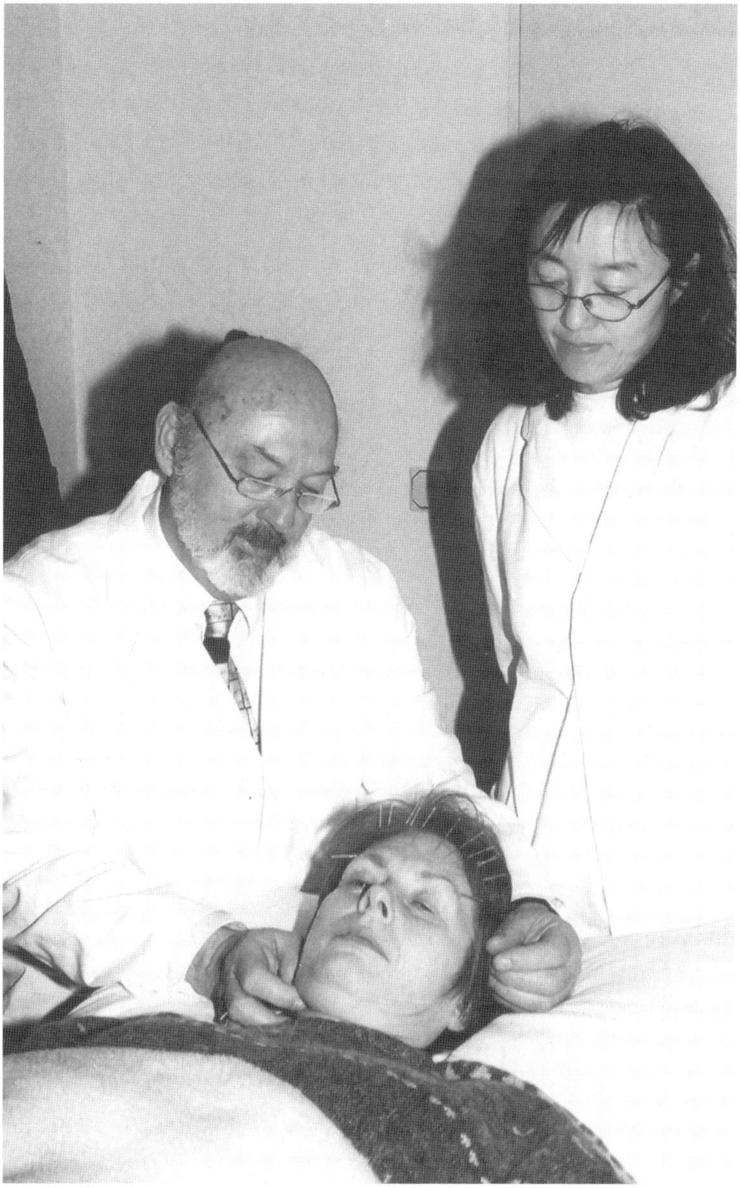

Walter Felser bei einer Augen-Akupunktur-Behandlung

sich die chinesische TCM durchgesetzt. Es gibt aber durchaus interessante Akupunktursysteme, die in Russland, Korea, Tibet oder Japan entwickelt wurden, die noch unzählige Möglichkeiten in sich bergen, Erkrankungen zu behandeln, die bisher als unbehandelbar galten.

Geschichte und Entwicklung der Augenakupunktur

Der eigentliche Entdecker der Augenakupunktur ist unbekannt. Wahrscheinlich begann die Geschichte der Augenakupunktur im kleinen Dänemark, wo 1987 Freddy Dahlgren in einem kleinen Buch seine Beobachtungen zur Behandlung von Augenleiden mittels Akupunktur für einige wenige Fachkollegen veröffentlichte. Freddy Dahlgren, der mehrere Jahre lang TCM in den verschiedensten Ländern der Erde studiert hatte, war auch Spezialist für Fußreflexzonenmassage. Eines Tages wunderte er sich, dass bei der Fußreflexzonenmassage die kartographische Lage einzelner Organe in der Regel große Zonen am Fuß beschrieb und im Gegensatz dazu bei der Akupunktur das ganz genaue Treffen eines bestimmten Akupunkturpunktes für eine gute Wirkung so eminent wichtig war – für ihn ein Widerspruch.

Lange Zeit konnte er diese Frage nicht klären. Durch Versuche Anfang der 80er Jahre fand er zunächst heraus, dass es unter der Fußsohle und an der Handinnenfläche Punkte gab, die bei Augenleiden eine Verbesserung auslösten. Etliche Jahre traf er sich international mit Koryphäen der Akupunktur, die ihm allesamt bestätigten, dass die von ihm gefundenen Punkte nicht bekannt seien und auch in keinem bekannten Akupunktursystem beschrieben wurden. Dahlgren war sich sicher – er hatte tatsächlich neue Punkte gefunden.

Dies änderte sich, als er in den 80er Jahren einen Akupunkturkongress in Oslo besuchte. Das Thema dieses Kongresses war ein neues Akupunktursystem aus China mit dem Namen ECIWO.

INFO

ECIWO ist eine Abkürzung und steht für Embryo Contains Information of the Whole Organism (ein Embryo enthält die Information des gesamten Organismus).

Bei ECIWO handelt es sich um ein Mikrosystem, das man in China an einem Röhrenknochen entdeckt hat. Alle Röhrenknochen des menschlichen Körpers sind, jeder für sich, ein eigenes Mikrosystem, an dem man Akupunktur anwenden kann. Als Freddy Dahlgren sich mit ECIWO zu befassen begann, erkannte er sehr schnell, dass seine eigenen Entdeckungen eine Art Teilentdeckung des ECIWO-Systems waren. Nun verfügte er über eine wissenschaftlich fundierte Theorie, die den Erfolg seiner Augenbehandlung erklären konnte. Interessanterweise hatten die Chinesen zum damaligen Zeitpunkt noch keinerlei Versuche mit Augenerkrankungen gemacht, und so war seine Entdeckung auch für die Chinesen neu.

Freddy Dahlgren befasste sich auch mit der koreanischen Hand- und Fußakupunktur Su Jok. Park Jae Woo hatte vor rund 20 Jahren diese Methode erfunden. Er erkannte an Händen und Füßen ein gut funktionierendes Akupunkturmikrosystem. Betrachtet man es genauer, so stellt man fest, dass auch Su Jok ein System ist, dass dem ECIWO-Prinzip entspricht.

John Boel, mit dessen Name die Augenakupunktur hier in Deutschland bekannt wurde, ist ein dänischer Kollege Freddy Dahlgrens, der sich zeitgleich ebenfalls mit Augenleiden und den Behandlungsmöglichkeiten durch Akupunktur beschäftigte. Auch er unternahm zahlreiche Versuche und forschte immer weiter, um die Effektivität der Augenakupunktur weiter zu erhöhen. Während seiner Studien befasste er sich unter anderem auch mit der so genannten NPSO nach Rudolf Siener. NPSO bedeutet: Neue Punktuelle Schmerz und Organtherapie. Rudolf Siener war ein deutscher Heilpraktiker, der ebenfalls ein neues Mikrosystem am Körper entdeckte und zwar entlang des Unterschenkels – wiederum bei genauerer Betrachtung in weiten Teilen ein ECIWO-System.

Eine weitere wichtige Entdeckung John Boels war sicher, mehr als eine Akupunktursitzung täglich durchzuführen. In China werden, anders als bei uns, Akupunkturbehandlungen grundsätzlich täglich durchgeführt. Eine amerikanische Studie, die Boel vor Jahren in die Hände fiel, berichtete über einen wissenschaftlichen Versuch mit dem Medikament Naloxon – ein Mittel, das immer dann eingesetzt wird, wenn man Schmerzmittel testet, da es diese unwirksam macht. Man versuchte in Amerika mithilfe dieses Präparats die Wirksamkeit von Akupunktur zu testen und stellte fest, dass sie tatsächlich wirkungslos ist, wenn einem Patienten vorher Naloxon verabreicht wurde. Sensationell war aber, dass eine zweite Akupunkturbehandlung im Abstand von einer Stunde sechs- bis siebenmal stärker wirkte als eine normale Einzelsitzung. Selbst als man vor der zweiten Behandlung erneut Naloxon verabreichte, hatte die Nadelung durchschlagende Wirkung.

Boel begann nun seine Augenpatienten zweimal täglich zu akupunktieren, und die Erfolgsquote verbesserte sich sprunghaft. Zu diesem Zeitpunkt konnten etwa 60 % aller Augenpatienten durch die Akupunktur allein auf eine Verbesserung hoffen. Schlecht behandelbar waren bis dahin nur Kurzsichtigkeit bei Erwachsenen und grauer Star.

INFO

NPSO bedeutet: Neue Punktuelle Schmerz- und Organtherapie.

John Boel war der Erste, der anfing, in Deutschland Augenakupunktur zu unterrichten. Sehr schnell sprach sich diese erfolgreiche Therapiemethode herum und nun begannen viele sich mit der Problematik „Auge“ zu befassen. In nur sieben Jahren entwickelte sich sprunghaft eine ganze Reihe von zusätzlichen Behandlungsmöglichkeiten, die die Wirkung der Akupunktur noch deutlich verbesserten. Zu diesem Zeitpunkt gab es zwölf Basispunkte, die in zwei verschiedenen Sitzungen jeweils an Händen, Knien und Füßen gesetzt wurden.
Boel entwickelte schließlich ein neues Akupunktursystem, dem er

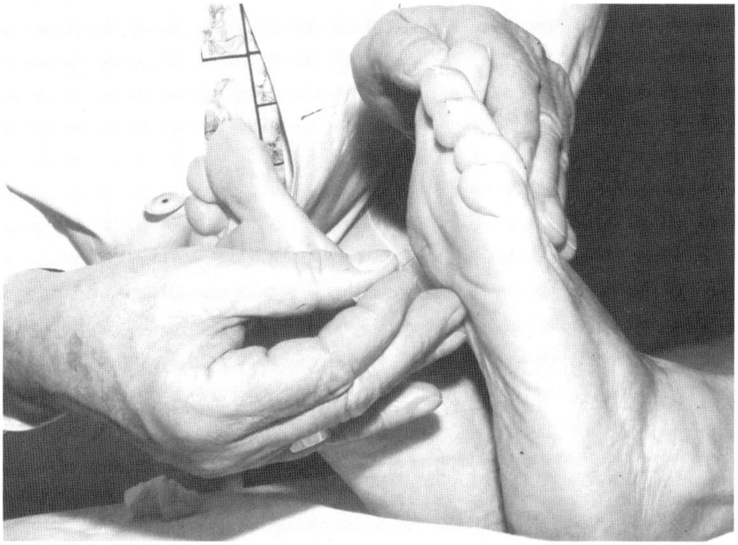

Akupunkturpunkte für die Augen an der Fußsohle

den wohlklingenden Namen Akupunktur 2000 verlieh. Dabei entdeckte er rund um die Gelenke herum ein neues Mikrosystem, bei dem sich die Wirbelsäule entlang des Gelenkes abbildet. Bei genauerer Betrachtung handelt es sich hierbei erneut um ein ECIWO-System, das das Gehirn beeinflusst. Bereits 1987 vermutete Freddy Dahlgren in seinem Buch über Augenakupunktur, dass es in diesem Bereich nach den ECIWO-Regeln einen Zusammenhang zwischen Gelenken und Gehirn geben muss. Die Einführung von Akupunktur 2000 führte zu einer Veränderung eines Punktes unter der Fußsohle. Er wurde nun ins Zehengelenk verlagert, wo er bessere Wirkung zeigt und für den Patienten angenehmer zu ertragen ist.

In Kiel entstand die erste wissenschaftliche Studie des Arztes Hans-Peter Wutta, der 106 Patienten in einer auswertbaren Statistik zusammenfasste. Wutta, der mehrere hundert Patienten mit Augenakupunktur behandelt hat, konnte nicht alle Fälle bis zum Ende der Behandlung selbst betreuen. Viele haben ihn aufgesucht, um eine Erstbehandlung zu bekommen, wurden aber an ausgebildete Kollegen weitergeleitet, so dass hier keine auswertbaren Ergebnisse für die Studie vorlagen.

Von den 106 Patienten litten 97 unter der senilen Makuladegeneration, wobei hier nicht zwischen der trockenen und der feuchten Form unterschieden wurde, denn der Behandlungsverlauf ist bei beiden Formen gleich. Die restlichen neun Fälle litten unter juveniler Kurzsichtigkeit.

Bei der Behandlung arbeitete Hans-Peter Wutta ausschließlich mit der Augenakupunktur. Die Patienten erhielten außerdem Vitamin A, Vitamin E und Zink. Die Ergebnisse der Behandlung wurden durch Praxisbeobachtung und Befragung der Patienten ermittelt. Jede objektive oder subjektive Verbesserung des Sehvermögens wurde als Erfolg gewertet, ebenso ein Stillstand der Erkrankung über einen länger als zu erwartenden Zeitraum. In der Gruppe der 40 behandelten Männer wurde bei 32 ein Erfolg festgestellt (= 80 %), in der Gruppe der Frauen hatten 59 von 66 eine positive Reaktion (= 91 %). Aus diesen Ergebnissen folgt eine mittlere Erfolgswahrscheinlichkeit von 86 %.

In der Studie wurde ebenfalls die Frage diskutiert, ob es einen Zusammenhang zwischen dem Alter des Patienten und dem Behandlungserfolg gibt. Die Untersuchung erbrachte hier jedoch keinen signifikanten Trend; das Alter, in dem eine solche Behandlung beginnt, spielt also keine Rolle.

Auch wenn man auf den ersten Eindruck meinen könnte, dass bei Frauen die Wahrscheinlichkeit einer Verbesserung höher sei als bei Männern, täuscht man sich. Der Unterschied der Zahlen entsteht nur dadurch, dass an der Studie weniger Männer als Frauen beteiligt waren.

Diese Untersuchung zeigt deutlich, dass es bei einem hohen Prozentsatz der Betroffenen möglich ist, eine Verbesserung des Augenleidens zu erreichen. Natürlich bleibt jeder Fall ein individueller. Die Erkrankungen am Auge sind unterschiedlich, ebenso das Stadium und die Ursachen. Trotz der erfreulich hohen Prozentzahl kann niemand stichhaltige Voraussetzungen im Einzelfall geben oder gar Heilungsgarantien.

Wissenswertes

Qualifikation des Therapeuten

Ein wichtiger Teil des Behandlungserfolges ist nämlich auch die Qualifikation des behandelnden Therapeuten. Nicht jeder Behandler wird bei seinen Patienten eine solch hohe Erfolgsrate erreichen – leider. Schuld daran sind immer noch viele Ausbilder, die meinen, die Augen-Akupunktur im Schnellverfahren weitergeben zu können.
Viele Anbieter solcher Seminare haben oft selbst kaum Erfahrung aus der eigenen Praxis und versuchen auf diese Weise, den ‚schnellen Euro' zu machen. Leider gibt es auch immer wieder Akupunkteure, die in TCM ausgebildet sind und nun einfach behaupten, dass sie das Gleiche auch mit ihrem System erreichen könnten. Dies ist jedoch nicht der Fall. Die Erfolgsquote bei der Behandlung von Augenleiden mit TCM allein ist niedriger als eine Behandlung mit verschiedenen Mikrosystemen.

Die Studie von Hans-Peter Wutta betrifft die Ergebnisse, die in seiner eigenen Praxis erzielt wurden und sind nicht unbedingt allgemein gültig – auch wenn viele Behandler sich dieses Ergebnis in ihrer Werbung zu Eigen machen. Die Studie zeigt aber, dass man eine solch hohe Erfolgsrate durchaus erreichen kann.

Hans-Peter Wutta arbeitet derzeit an einer weiteren Studie zur Augenakupunktur. Dabei verwendet er weitere Punkte, die zusätzlich zu den von Boel und Dahlgren vorgegebenen Punkten eingesetzt werden. Die Studie läuft noch über einen längeren Zeitraum und zeigt bereits jetzt einen Trend an, der das Ergebnis der ersten Studie voll bestätigt – sehr wahrscheinlich sogar übertrifft.

Boel, Dahlgren und Wutta arbeiten ständig daran, die Augenakupunktur zu verbessern. Erste Versuche mit neuen Punkten lassen vermuten, dass auch Kurzsichtigkeit bei Erwachsenen und das Farbsehvermögen bei Farbschwäche verbessert werden kann. Die Entwicklung der Augenakupunktur befindet sich in ständiger Bewegung und neue Erkenntnisse werden wohl nicht lange auf sich warten lassen.

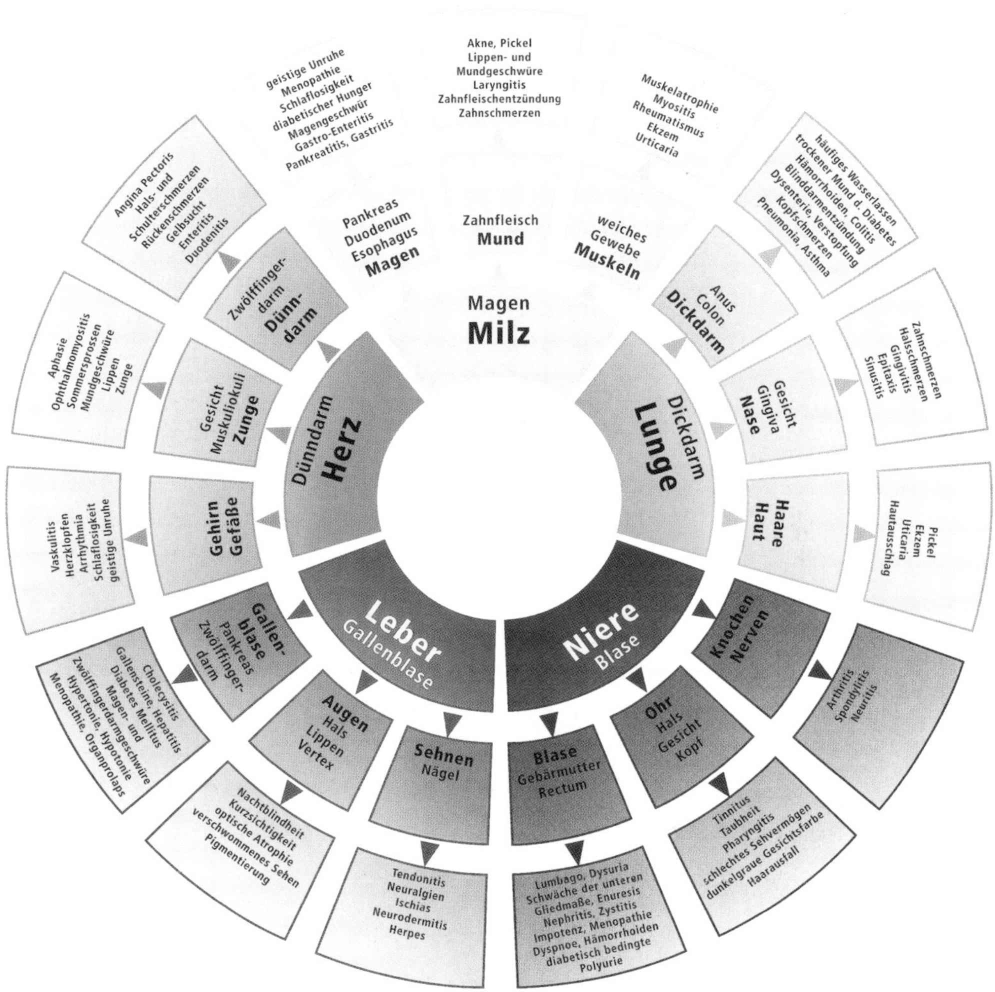

ECIWO und TCM
Harmonie und Disharmonie

Das Auge in der chinesischen Medizin

Ganz anders als in der westlichen Schulmedizin arbeitet die chinesische Medizin mit der Vorstellung von „Chi"', was soviel bedeutet wie „Lebensenergie". Man geht davon aus, dass der ganze Körper von Chi durchströmt wird. Fließt das Chi ohne Störungen oder Blockaden, so ist der Mensch gesund; gerät es ins Stocken oder wird durch irgendetwas blockiert, wird der Mensch krank. Ziel einer chinesischen Behandlung ist es also immer, die Lebensenergie wieder in Schwung zu bringen und sämtliche Dysbalancen wieder ins Gleichgewicht.

Somit setzt die Akupunktur von ihrem Wesen her immer ganzheitlich an. Während sich unser westliches System auf die Behandlung einzelner Körperteile konzentriert, versucht die Akupunktur die Ursache einer Erkrankung zu verstehen und dort mit der Behandlung anzusetzen. Für uns ist es manchmal ziemlich unerklärlich, wie die Chinesen auf ihre Diagnosen kommen, denn oft scheinen die gefundenen Ursachen mit den vorhandenen Beschwerden erst einmal gar nicht in Zusammenhang zu stehen.

Wissenswertes

Chinesische Akupunktur

Chinesische Akupunktur zu lernen ist nicht einfach und schon gar nicht ein Unterfangen, das in ein paar Wochenenden absolviert werden kann. Wer sich intensiv mit der TCM auseinandersetzt, verfügt nach etwa drei Jahren über die wichtigsten Grundlagen. Um die TCM zu beherrschen, muss man den Fluss der Energien durch die 14 verschiedenen Meridiane studieren, die Wirkung der einzelnen Akupunkturpunkte (360 Hauptpunkte und zahlreiche Extrapunkte), wie man Energieüberfluss oder Energiemangel steuert, die Lehre der fünf Elemente studieren und vieles mehr. Nur wenige Akupunktur-Großmeister auf der Welt beherrschen schließlich die Technik mit der so genannten ‚goldenen Nadel'. Nach dem Studium der Erkrankung setzt der Meister-Akupunkteur schließlich eine einzige Nadel und der Patient ist gesund.

Anders als hier im Westen war man im alten China schon immer um Präventivmedizin bemüht. Der Grund dafür war ganz einfach: Die Ärzte wurden von den Menschen nur bezahlt, solange sie gesund waren. Kranke wurden kostenlos behandelt. Unser Kassensystem bezahlt lieber teure Schulmedizin, als günstige und oft hilfreichere Alternativmedizin. Gesundheit kann sich heutzutage in Deutschland kaum noch jemand leisten. Die Präventivmedizin wird von den großen Pharmafirmen verdrängt, um ihren Umsatz von teuren Medikamenten nicht zu verlieren. Wer gesund ist und es bleiben will, muss sich schon selbst darum kümmern, dass es so bleibt. Er muss seine Ernährung kontrollieren, für genügend Bewegung, Schlaf und Entspannung sorgen und darauf achten, dass er genügend Vitamine, Mineralien und Spurenelemente zu sich nimmt.

Wer sich naturheilkundlich wegen seines Augenleidens behandeln lassen möchte, staunt manchmal, wenn ihm der Therapeut eröffnet, dass die Leber die Ursache seiner Augenprobleme sein könnte. In der chinesischen Medizin sagt man, dass „die Leber die Augen öffnet". Das ist für uns zunächst gar nicht so einfach zu verstehen. Was soll denn die Leber mit dem Auge zu tun haben?

Dieser Satz bedeutet aus der Sicht der Chinesen, dass die Leber-Chi-Energie des Lebermeridians nicht mehr richtig fließen kann. Wenn die Leber-Chi-Energie nicht mehr richtig fließt, kann es zu den verschiedensten Krankheitsbildern führen, wie beispielsweise kranke Sehnen und Nägel, Erkrankungen der Gallenblase, des Zwölffingerdarms oder der Bauchspeicheldrüse. Diabetikern ist der Zusammenhang zwischen ihrer schlecht funktionierenden Bauchspeicheldrüse und Augenleiden schon bekannt, denn im Spätzustand bekommen Diabetiker unter anderem extreme Schwierigkeiten mit den Augen (diabetische Retinopathie).

Bei vielen Augenpatienten findet man jedoch nicht nur die eben beschriebenen Erscheinungen, sondern tatsächliche Lebererkrankungen. Vielleicht erinnert sich der eine oder andere noch an einen österreichischen Weinskandal in den 70er Jahren. Damals war in einigen Flaschen Wein Methylalkohol gefunden worden. Diese Form von Alkohol führt aufgrund einer Lebervergiftung direkt zur Erblindung. Hier wird der Zusammenhang, der offensichtlich zwischen Auge und Leber besteht, deutlich sichtbar. Wer schon einmal mit Hepatitis (Gelbsucht) zu tun hatte, der weiß, dass man zuerst gelbe Skleren (das Weiß der Augen) bekommt. Das betroffene Organ bei der Hepatitis ist ebenfalls die Leber.

Wissenswertes

Störung des Leber-Chi-Meridians

Wie kann es geschehen, dass es zu einer Störung des Leber-Chi-Meridians kommt? Es gibt eine ganze Reihe von Möglichkeiten, wie eine solche Blockade entstehen kann. Eine wichtige Ursache können beispielsweise Narben sein. Sie bilden meist Störfelder am Körper, und wenn sie irgendwo entlang des Lebermeridians verlaufen, so können sie die Energiebahn ‚durchtrennen'. In diesem Fall nimmt man eine Narbenentstörung vor, die im Übrigen bei allen Narben angezeigt ist, da man nie weiß, welche Organe durch ein solches Störfeld irgendwann einmal in Mitleidenschaft gezogen werden können. Entlang der Narbe werden entweder Akupunkturnadeln gesetzt oder die Narbe wird neuraltherapeutisch behandelt, das heißt mit einer Spritze werden kleinste Tröpfchen Procain unter die Narbe gesetzt. Je früher man eine Narbe nach ihrer Entstehung entstört, desto besser. Eine solche Entstörung sorgt dafür, dass Narben schneller abheilen und gelegentlich auch schöner aussehen. Direkt über dem Knie verläuft zum Beispiel der Lebermeridian. Interessanterweise haben verschiedene Therapeuten unabhängig voneinander die Beobachtung gemacht, dass insbesondere Knieverletzungen, sei es durch einen heftigen Sturz oder einen operativen Eingriff am Kniegelenk, häufig zeitgleich mit dem Beginn einer Makuladegeneration sind.

Obwohl es sich in den meisten Fällen um gestaute Leberenergie bei Augenleiden handelt, gibt es auch noch andere Meridiane. Wenn der Lebermeridian nicht richtig funktioniert, dann sind meist auch andere Meridiane nicht in Balance, denn schließlich hängen ja alle diese Leitbahnen zusammen. Gerade um das Auge herum befinden sich diverse Endpunkte von Akupunkturmeridianen, die ebenfalls Störungen am Auge hervorrufen können. Die Niere gilt in der chinesischen Medizin als ‚Bewahrerin des Chi'. Neben einem gestörten Lebermeridian finden wir am zweithäufigsten eine gestaute Nierenenergie bei Augenpatienten. In der chinesischen Medizin wird der Nierenenergie Ohr, Hals, Gesicht und Kopf zugeordnet. Da das Auge im Kopf und im ‚Gesicht' liegt, besteht hier für einen Akupunkteur durchaus ein Zusammenhang.

In der Praxis gibt es eher seltener reine „Lebertypen" oder reine „Nierentypen". Eine Mischform aus beiden ist eher die Regel. Es liegt somit am Geschick des Behandlers, zu erkennen, welche der beiden Energien vielleicht vorrangig behandelt werden muss. Diese Entscheidung muss vor jeder neuen Behandlung erneut getroffen werden. In ganz seltenen Fällen sind völlig andere Meridiane betroffen. Ein besonders spektakulärer Fall war der eines Teenagers, der nach einer Blinddarmoperation blind aufwachte. Die behandelnden Mediziner waren völlig ratlos und konnten sich nicht erklären, wie es nach einer solchen Operation zu einer Erblindung kommen kann. Die hinzugezogenen Augenärzte waren ebenso ratlos und prognostizierten, dass der Junge wohl sein Leben lang blind bleiben werde, da die Augen intakt seien und keine Ursache für die Erblindung zu erkennen sei. Erst der Gang zu einem Akupunkteur brachte dem Jungen das Sehvermögen wieder zurück. Der erkannte nämlich sofort, dass die Narbe der Blinddarmoperation den Magenmeridian durchtrennt hatte. Nach der Narbenentstörung dauerte es nur wenige Tage und der Junge konnte wieder zu 100 % sehen.

Die verschiedenen Akupunktursysteme

Da die Augenakupunktur die wichtigste aller alternativen Behandlungsmethoden bei Augenleiden ist, soll sie hier ausführlich erläutert werden. Unter dem Begriff ‚Augenakupunktur' sammelt sich heute eine ganze Reihe von alternativen Heilmethoden, die auf ihre Art zusammenwirken. Die Akupunktur wird selten allein angewandt, fast immer wird sie mit diversen anderen Möglichkeiten kombiniert. Der Begriff Augenakupunktur umfasst also heute automatisch eine Kombination von Behandlungsmethoden. Es geht nicht darum, ein besseres oder schlechteres Verfahren gegen Augenleiden zu finden, sondern darum, die richtigen Methoden individuell zusammenzustellen.

Wie bereits in vorangegangenen Kapiteln beschrieben, handelt es sich bei der Augenakupunktur um eine Zusammenstellung verschiedener Akupunkturpunkte aus unterschiedlichen Akupunktursystemen. Dabei ist das ECIWO-System das wichtigste System. Außerdem beinhaltet die Augenakupunktur Punkte, die aus der NPSO (Neue Punktuelle Schmerz- und Organtherapie nach Rudolf Siener) inspiriert sind, Punkte aus der koreanischen Su Jok-Akupunktur sowie Akupunktur 2000.

Die Hintergründe und Unterschiede der einzelnen Verfahren sollen hier kurz beschrieben werden. Vertiefende Literatur zu diesem Thema finden Sie auch in dem Buch: ‚Augenakupunktur – Sehstörungen natürlich heilen' (Ehrenwirth Verlag).

ECIWO-Akupunktur

Die ECIWO-Akupunktur ist eine Folgeentwicklung aus der ECIWO-Biologie, die 1973 in China von dem Biologen Yingqing Zhang von der Shandong Universität entwickelt wurde. Zhang beschäftigte sich als Biologe hauptsächlich mit Pflanzenwachstum. Er entdeckte gewisse Ähnlichkeitsstrukturen in der Pflanzen- und später auch in der Tierwelt. So beobachtete er beispielsweise das Wachstum von Mais. Der Maiskolben wächst bei der Maispflanze in der Mitte der Pflanze. Einer Eingebung folgend vermutete er, dass bei Mais das Wachstumspotenzial der Pflanze in der Mitte wohl besonders groß sei. Er versuchte daraufhin die Maiskörner eines Kolbens getrennt zu ernten – Körner von der Spitze, der Mitte und des unteren Teils. Die so gewonnenen Körner wurden dann auch wieder separat ausgesät. Das Ergebnis verblüffte: Die Maispflanzen aus dem Teil der Kolbenmitte brachten deutlich größere Maiskolben hervor, als die der Körner aus der Spitze und dem unteren Ende.

Bei Kartoffeln wächst die Frucht unten an der Pflanze. Auch hier teilte man bei einem Versuch die Frucht in drei Teile und zog daraus entsprechend neue Pflanzen. Hier gab es dasselbe Ergebnis: Die Pflanzen aus dem unteren Teil der Knolle entwickelten die größten Kartoffeln, denn das Wachstumspotenzial des unteren Pflanzenteils ist dort am größten.

Dieses Ähnlichkeitsprinzip übertrug Zhang schließlich auch auf die Tierwelt. Bei Zebras, die alle unterschiedlich gestreift sind, beobachtete er, dass alle Tiere entlang eines Röhrenknochens genau elf Streifen haben. Bei genauerer Betrachtung – und das gilt schließlich auch für den Menschen – ähneln sich von ihrer Struktur her auch alle Röhrenknochen. Sie sind lang gestreckt, haben oben und unten eine Verdickung und sind insgesamt leicht gebogen.

All diese Beobachtungen brachten ihn schließlich zur ECIWO-Theorie, die besagt, dass in jedem Embryo die Information des gesamten Organismus steckt. Auf der Ebene der Zellstruktur ist uns das geläufig, denn in jeder Zelle ist alles in den Chromosomen gespeichert. Dies sind nach Zhang die kleinsten Elemente in einem Organismus, die er als Embryo bezeichnet. Sie sind auf kleinster, quasi elementarster Entwicklungsstufe und können sich theoretisch zu einem völlig neuen

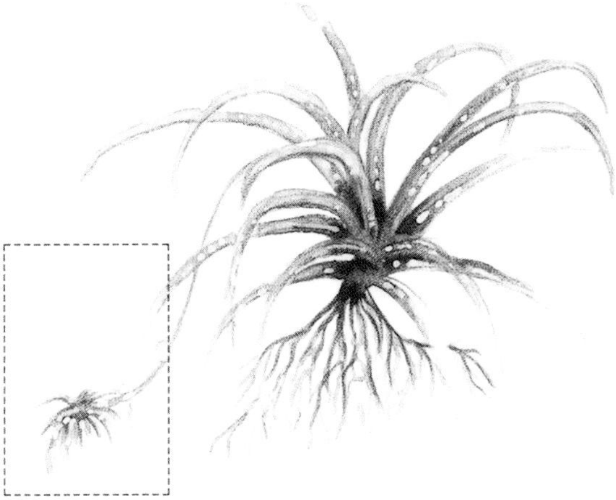

Chlorophytum capense

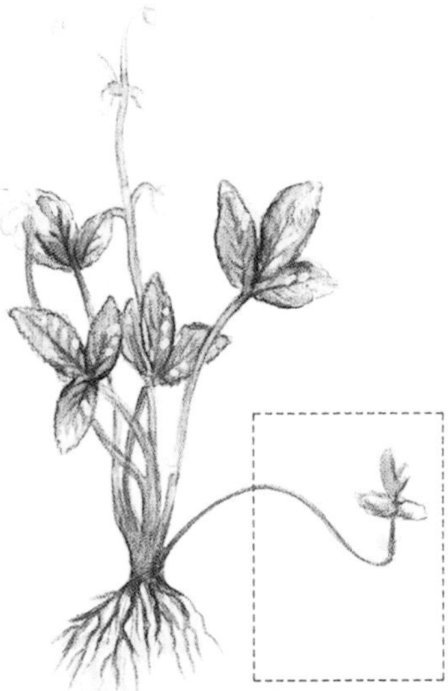

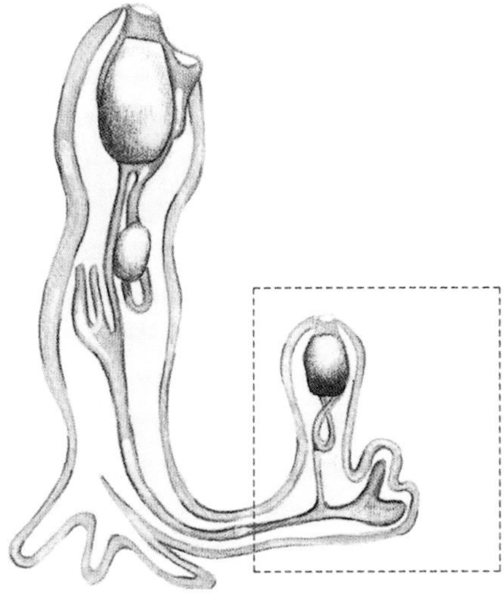

links: Fragaria ananassa
rechts: Linens socialis

Wesen entwickeln. Gerüchten zufolge sollen die ECIWO-Spezialisten in China heute schon so weit sein, aus einer normalen Körperzelle neue Tiere zu züchten – ohne jede Genmanipulation. Dieses Wissen ist natürlich noch streng geheim.

Aber auch Organe sind nach Zhangs Theorie Embryonen, die lediglich auf einer bestimmten Entwicklungsstufe stehen geblieben sind – sich in einer so genannten Diapause befinden. Manch einer wird sich noch daran erinnern, dass man als Kind den Versuch mach-

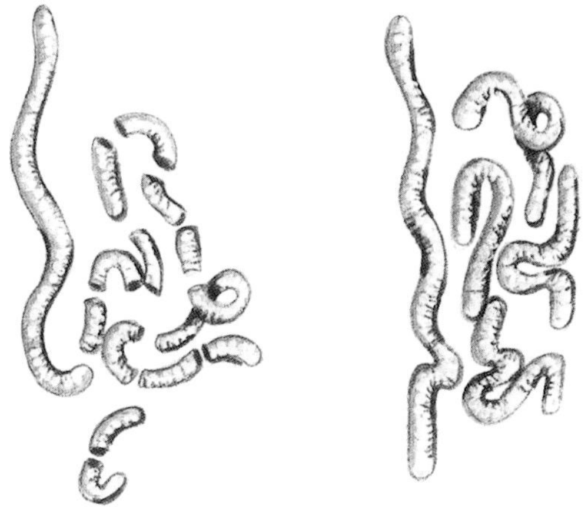

Linens socialis

te, einen Regenwurm in der Mitte durchzuschneiden. Imposanterweise war der Wurm danach nicht tot, sondern beide Enden entwickelten das jeweils fehlende andere Teil wieder nach, denn beide Enden enthielten die Informationen für einen vollständigen Organismus.

Nach einigen Jahren Forschungsarbeit begann man, das ECIWO-Wissen auch auf die Akupunktur zu übertragen. Man erkannte in einem Röhrenknochen ein neues Mikrosystem, auf dem sich der ganze Körper abbildet. Man spricht hier auch von einer Segment-Akupunktur, weil einer bestimmten Höhe des Knochens auch ein bestimmtes Körpersegment zugeordnet wird.

Bis heute wird in China intensiv geforscht. Mehr als 250 Erkrankungen hat man in groß angelegten Studien an mehr als 40 Kliniken mit weit über einer Million Patienten wissenschaftlich dokumentiert. Die Statistiken sind beeindruckend. Der signifikante Trend zeichnete sich bereits 1987 bei einer Studie ab, an der 1931 Patienten mit den unterschiedlichsten Erkrankungen beteiligt waren. Die Ergebnisse wurden entsprechend der behandelten Segmente statistisch erfasst.

Region der Erkrankung	erfolgreich behandelte Fälle	nicht erfolgreich behandelte Fälle	Erfolgsquote (%)
Kopf	116	9	92,8
Nacken	13	3	81,3
Lunge	401	23	94,6
Leber	81	5	94,2
Magen	554	40	93,3
Nabelbereich	25	1	96,2
Taille	558	42	93,0
Bein, Fuß	191	12	94,1
Total	1.931	135	95,3

Quelle: Zhang, Yingqing: ECIWO Biology and medicine. A new theory of Conquering Cancer and a completely new acupuncture therapy. Jinan. 1987

Entscheidend für das Verständnis der ECIWO-Akupunktur ist der Begriff der Diapause. Ein echter ECIWO-Embryo kann seine Entwicklung auf einer bestimmten Stufe stoppen, so wie die Ruhephase von Samen oder die Diapause von Insekten. Wie ein echter Embryo kann auch ein ECIWO in seiner Entwicklung innehalten. Viele ECIWOs verharren auf einer bestimmten Entwicklungsstufe und sind darüber hinaus spezialisiert, so dass sie Teile oder Organe des Gesamtorganismus sein können.

Ein Röhrenknochensegment stoppt seine Entwicklung auf der embryonalen Entwicklungsstufe. Jeder Faktor, der das Wachstum eines Embryos hemmen kann, kann auch den Entwicklungsstopp eines ECIWO bewirken. Wassermangel kann beispielsweise die Entwicklung einer Saat reduzieren und bewirkt auch den Entwicklungsstopp eines ECIWO wie bei einer Knospe. Röntgen- und andere Strahlen können die Entwicklung eines echten Embryos hemmen und beispielsweise Mikrozephalie auslösen. Beendet ein ECIWO des menschlichen Körpers seine Entwicklung im Zellteilungs- oder Morulastadium, so entsteht Krebs.

Genau wie ein echter Embryo besitzt ein ECIWO die Fähigkeit zur Entwicklung, bevor er das Stadium des Entwicklungsstopps erreicht.

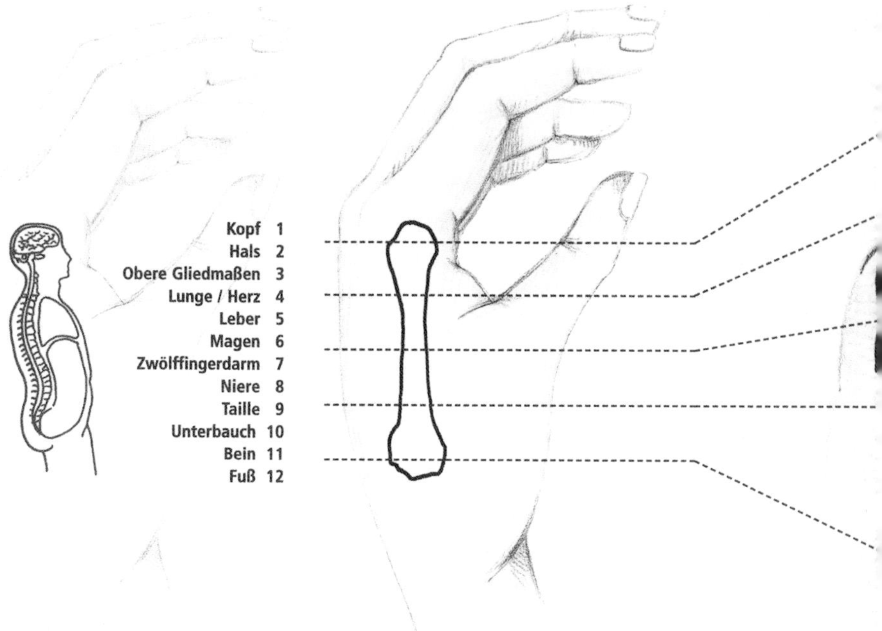

Die Regionen des Mittelhand- oder Röhrenknochensystems des Körpers korrelieren eins zu eins mit den Regionen des gesamten Körpers. Dies ist der Ausdruck der embryonalen Möglichkeiten hoch entwickelter ECIWOs.

Zusätzlich können sich manche ECIWOs, deren Entwicklung beendet ist, unter bestimmten Bedingungen weiterentwickeln.

Jeder Faktor, der die Entwicklung eines echten Embryos bewirken kann, kann auch die Entwicklung eines ECIWOs auslösen, so wie jeder wachstumshemmende Faktor des echten Embryos auch den ECIWO hemmen kann.

Die Akupunktur kann nun offensichtlich genau diesen Vorgang auslösen. Die ECIWOs beginnen wieder zu wachsen, und zwar genau in die Form, die ihnen im gesunden Kontext dienlich ist.

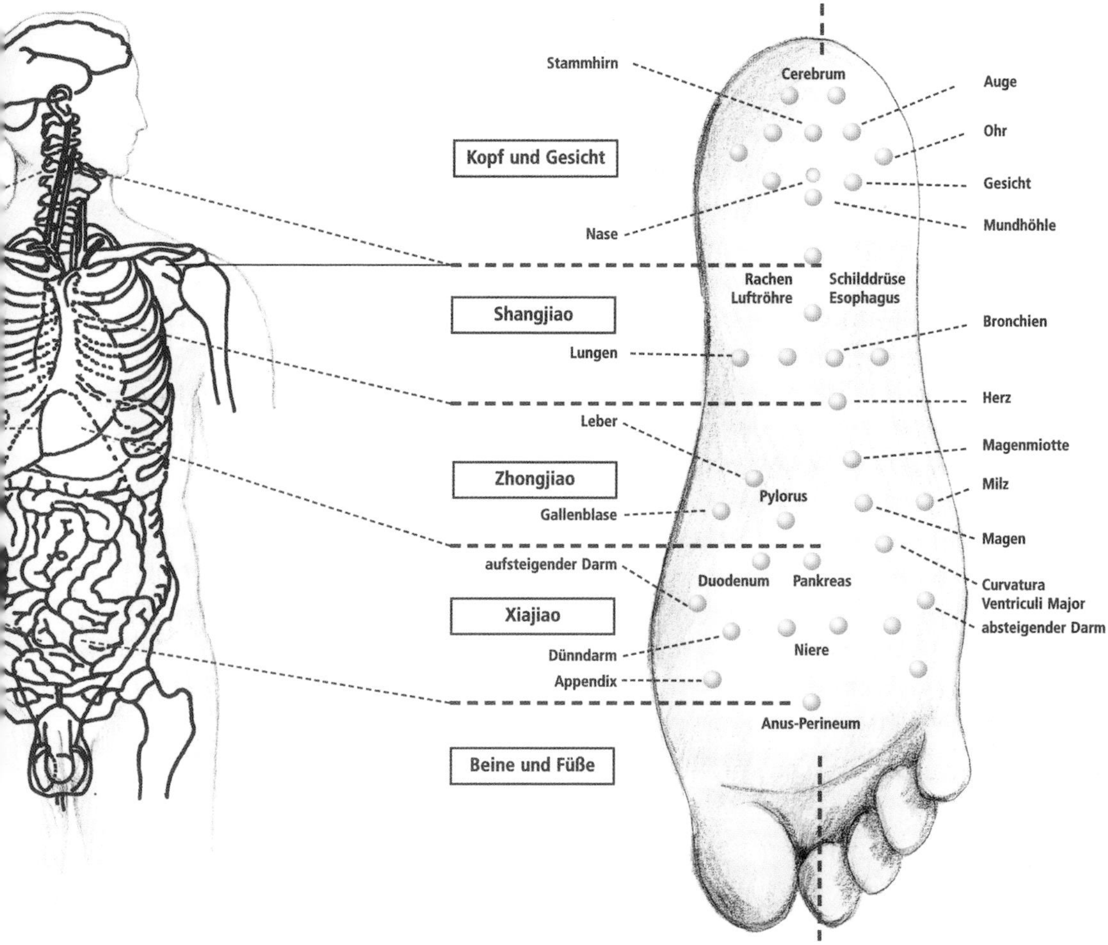

Die wichtige Entdeckung im Rahmen der ECIWO-Biologie ist, dass die verschiedenen Abschnitte eines Röhrenknochens beim Menschen eins zu eins mit den verschiedenen Bereichen des ganzen Körpers korrespondieren. Es gibt eine physiologische und pathologische Korrelation zwischen solchen Paaren zusammengehöriger Abschnitte. Die Anordnung solcher Abschnitte auf einem Röhrenknochen folgt der Gliederung des Gesamtorganismus. Dies ermöglicht eine neue Orientierung für die Diagnose und die Behandlung von Krankheiten, nämlich den ganzen Körper mittels eines Röhrenknochens zu behandeln.

Ist ein bestimmter Bereich des menschlichen Körpers von einer Krankheit betroffen, so wird der Körper, nach einer Stimulierung des entsprechenden Knochenabschnittes durch Akupunktur, Antikörper für den betroffen Bereich produzieren. Aufgrund der Zirkulation der Körperflüssigkeiten werden solche Antikörper im ganzen Körper verteilt, so dass die Antikörper auch isonyme (= gleichgelagerte) Bezirke verschiedener Röhrenknochensegmente angreifen werden. Der Grund dafür ist, dass solche isonymen Bezirke und die erkrankte Stelle ähnliche biologische Eigenschaften haben. Solche isonymen Bezirke weisen meist eine Entzündungsreaktion auf und werden so zu pathologischen Reaktionspunkten. Daher können Krankheitsdiagnosen für den Gesamtorganismus gestellt werden, indem untersucht wird, ob und wo pathologische Reaktionspunkte auf einem Röhrenknochensegment vorliegen.

Der Elektro-ECIWO-Graph wurde als Diagnosemittel erfunden, um diese pathologischen Reaktionspunkte aufzufinden (die Erfindung wurde ausgezeichnet mit dem höchsten Preis der 80. Internationalen Ausstellung für Erfindungen in Paris – Prix de la Mairie de Paris).

Dieses Gerät kann automatische Scan-Untersuchungen des zweiten Mittelhandknochens an der menschlichen Hand durchführen und synchron eine potenziometrische Kurve aufzeichnen, die die unterschiedlichen Hautwiderstände der verschiedenen Regionen darstellt. Analysen über Existenz und Lokalität von Kurvengipfeln können festlegen, ob und wo eine Krankheit im menschlichen Körper existiert. Die Akupunktur der pathologischen Reaktionspunkte kann eine neue immunologische Kreuzreaktion im Körper auslösen und so die Krankheit beenden.

Mithilfe eines Elektro-ECIWO-Graphen wird eine so genannte ‚fate map' erstellt, eine Kurve, die die Hautwiderstandsverhältnisse entlang eines Röhrenknochens aufzeichnen und die dann in Korrelation zum gesamten Organismus gesetzt werden können. Diese Karten sind von Ärzten in beinahe 30 Ländern getestet, verifiziert und angewandt worden. Sie wurden in über 340.000 Fällen zur Diagnosestellung und zur Therapie von über 150 verschiedenen Krankheiten benutzt.

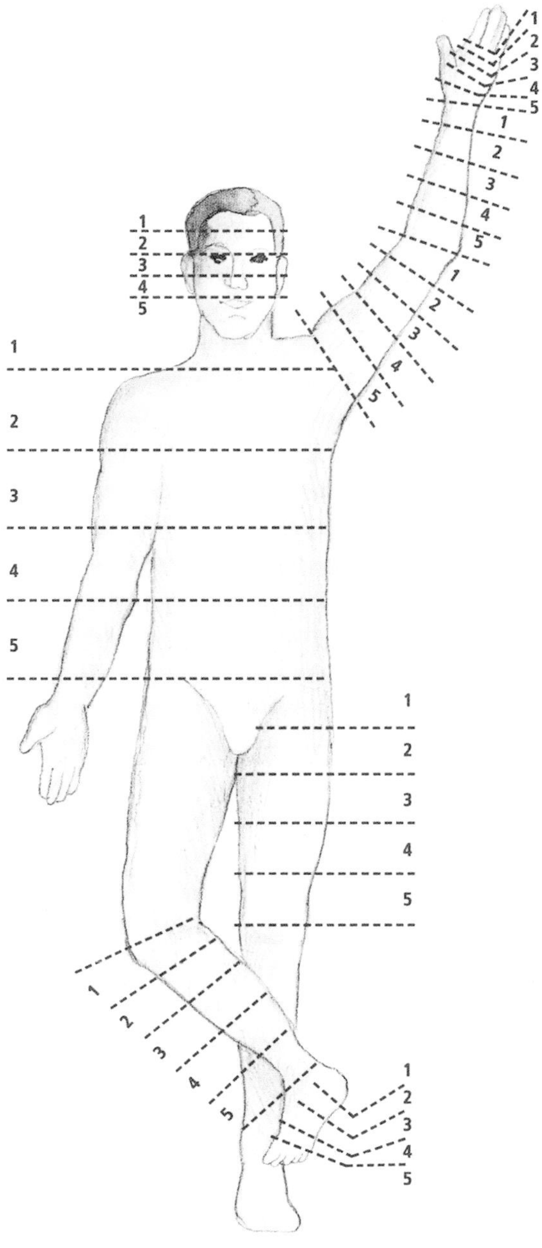

1 Kopf-Nacken-Region
2 Lunge-Herz-Thorax-Rücken-Region
3 Leber-Magen-Region
4 Taille- und mittlere Abdomen-Region
5 Unteres Abdomen, Sacrum- und Bein-Region

Die ECIWO-Akupunktur ist keine spezielle Methode allein zur Behandlung von Augenleiden. ECIWO ist ein vollständiges Akupunktursystem, mit dem man im Prinzip alle Krankheiten behandeln kann. Man hat in China sogar eine eigene ECIWO-Krebstherapie entwickelt, die in ersten Studien an Leberkrebspatienten im Endstadium eine hoffnungsvolle Heilungsquote von 10 % erreicht hat. Dabei waren alle Patienten schulmedizinisch austherapiert. Seit Jahren wird in China auch AIDS-Forschung betrieben, auch hier sind die ersten Ergebnisse erfolgversprechend.

Gute und erstaunliche Erfolge haben die ersten deutschen Ärzte und Heilpraktiker (derzeit ca. 50), die mit diesem System arbeiten, beispielsweise bei Schlaganfallpatienten. Selbst wenn der Schlaganfall schon Jahre zurückliegt war es in verschiedenen Fällen sogar möglich, die halbseitige Lähmung stark zurückgehen bis völlig verschwinden zu lassen.

Auch in der Schmerztherapie zeigt ECIWO hervorragende Ergebnisse. Die meisten Akupunkteure haben die Erfahrung gemacht, dass selbst dann, wenn die TCM keinen Erfolg mehr hat, ECIWO immer noch eine gute Aussicht auf eine erfolgreiche Behandlung für den Patienten bedeutet.

Die Behandlung von Kopfschmerzen oder Migräne gehört ebenso zu den mit ECIWO gut behandelbaren Leiden wie die Behandlung bei Erkrankungen des Herz-Kreislauf-Systems, der Sinnesorgane, der inneren Organe, Haut und Muskulatur, sowie Erkrankungen des Nervensystems.

Da ECIWO erst vor 27 Jahren entdeckt wurde und sich dieses Gebiet immer noch in permanenter Erforschung befindet, kann man heute nur erahnen, was in weiteren zehn oder zwanzig Jahren mit dieser bahnbrechenden Entdeckung der ECIWO-Biologie alles möglich sein wird.

Das ECIWO-System ist das bedeutendste System, das heute bei der Augenakupunktur verwendet wird. Die Punkte, die an der Hand gestochen werden, korrelieren, je nach individuellem Fall, mit dem Körpersegment der Erkrankung (dem Auge) und diversen Meridianen, die der Akupunkteur bei seiner Anamnese diagnostiziert hat.

Die meisten Patienten erhalten an beiden Händen eine Nadel; bei sehr stark reagierenden Patienten kann es vorkommen, dass auch nur eine Nadel gesetzt wird – das ist jedoch eher selten.

Die meisten Patienten haben nach dem Nadeleinstich eine sehr kurze, aber heftige Reaktion. ‚Es ist wie ein kleiner elektrischer Schlag', oder ‚es ist als ob es den ganzen Arm entlang sehr warm wird' erzählen manche Patienten. Was sie spüren, nennt man in Chinesisch ‚de chi', was soviel bedeutet wie ‚Nadelsensation'. Damit wird eine ganze Reihe möglicher Reaktionen beschrieben, die der Akupunkteur als besonders gutes Zeichen wertet. Es bedeutet nämlich, dass der Körper auf die Akupunktur anspricht. Wärme, Kälte, elektrischer Strom, errötetes Gesicht, Kribbeln oder das Gefühl, dass etwas im Körper zu fließen beginnt, sind dabei die häufigsten Effekte, die die Akupunktur auslösen kann.

Wenn die Nadeln gezogen sind, haben manche Patienten auch noch Stunden später das Gefühl, die Nadel wäre immer noch drin. Das ist eine normale Reaktion auf diese besonders stark wirkende ECIWO-Akupunktur. Ganz abgesehen davon ist wissenschaftlich nachgewiesen, dass eine Akupunktursitzung noch 30 Tage nachwirkt. Man hat dies anhand von Veränderungen in der Blutzusammensetzung nachgewiesen.

INFO

Eine Akupunktur wirkt noch 30 Tage nach.

Das ECIWO-System und seine Theorie ist in seiner Entdeckung so bahnbrechend, dass man davon ausgehen kann, dass alle wirksamen Akupunkturpunkte, egal aus welchem Akupunktursystem sie stammen, nach den Gesetzen von ECIWO funktionieren. ECIWO bildet quasi den theoretischen Überbau, der alle anderen Akupunktursysteme in ihrer Funktion erklärt.

Da ECIWO nicht nur an der Hand angewandt wird, kann es durchaus geschehen, dass der Patient an einer ganz anderen Stelle des Körpers Nadeln bekommt, denn dieses ECIWO-System ist an allen Röhrenknochen des Körpers anwendbar. In den letzten fünf Jahren hat man das ECIWO-System auch im Gesicht des Menschen und am Rücken entdeckt.

NPSO – Neue Punktuelle Schmerz- und Organtherapie nach Rudolf Siener

Von 1980 bis 1993 entwickelte der Heilpraktiker Rudolf Siener aus Bad Ems eine neue Therapiemethode. Als gelernter Neuraltherapeut und Akupunkteur entdeckte er am Unterschenkel ein geschlossenes Mikrosystem, bei dem sich der gesamte menschliche Organismus und das Skelett abbildet. Betrachtet man die Rückseite eines Unterschenkels im Profil, so kann man sehr schön sehen, dass die Krümmung der der Wirbelsäule entspricht. Tatsächlich fand Rudolf Siener heraus, dass sich oben am Kniegelenk die Halswirbelsäule befindet, an der Ausbuchtung der Wade die Brustwirbelsäule und tiefer entsprechend die unteren Teile der Wirbelsäule bis hin zum Steiß an der Ferse. Auf entsprechenden Höhen der Wirbelsäulenabbildung findet man dann auch Organprojektionen. Die Kniescheibe entspricht dem Kopfbereich und dort liegen auch die Augenpunkte.

Im Prinzip fand Rudolf Siener das ECIWO-System, denn ein Unterschenkel ist auch ein ECIWO, wie auch Dr. M. Buthke (Flensburg), der maßgeblich an der Weiterentwwicklung der NPSO mitgewirkt hat, findet. Die NPSO ist eine Erweiterung des therapeutischen Repertoires, die insbesondere bei der Behandlung von Schmerzen im Gelenk- und Bewegungsapparat erstaunlich gute Erfolge zeigt. Im Unterschied zur Akupunktur und Neuraltherapie erreicht die NPSO nicht nur Schmerzfreiheit, sondern behandelt die Ursache der Schmerzen. Dabei lassen sich sowohl akute als auch chronische Schmerzzustände beheben. Diese neue Therapieform arbeitet mit einer klaren Systematik, die an den Extremitäten Punkte und Areale ermittelt, die energetisch mit den Schmerzzentren im Körper verbunden sind. Werden die ermittelten Areale behandelt, so verschwinden die Schmerzen rasch und meist anhaltend.

Es gibt viele Ursachen für Schmerzen. Eine der häufigsten ist eine verschobene Körperstatik. Deshalb betrachtet der NPSO-Therapeut zunächst die Körperstatik und geht so ganzheitlich vor. Beckenschiefstand, Fußfehlhaltungen oder Wirbelsäulenfehlstellungen geben dem Therapeuten bereits erste Hinweise darauf, in welchen Bereichen die Ursachen für die Schmerzzustände liegen könnten. Im ersten Therapieansatz versucht man zunächst diese Fehlstellungen zu korrigieren. Durch die NPSO können beispielsweise Gelosen sehr schnell vollständig aufgelöst werden. Verschobene Wirbel, Beckenschiefstände und Ähnliches korrigiert der Körper nach der Behandlung durch leichte Körperbewegungen des Patienten von selbst. Da die Muskelverspannungen nicht mehr vorhanden sind, bleiben die Knochen und Gelenke dann in ihrer anatomisch korrekten Haltung fixiert und werden nicht mehr in die scheinbar schmerzfreiere ‚Schutz-Fehlstellung' zurückgedrückt, wie man es häufig nach einer rein chiropraktischen Behandlung erlebt. Allein durch diesen ersten Therapieschritt werden in den meisten Fällen die Schmerzen direkt aufgelöst.

Schmerzen verschwinden

Wissenswertes

In der Regel verschwinden die Schmerzen nach einer NPSO-Behandlung sofort und schlagartig. In manchen Fällen sind mehrere Sitzungen notwendig. Allerdings gibt es auch Therapieblockaden, vor allem dann, wenn der Patient Cortison, Anti-Rheumatika oder Antibiotika einnimmt. Die NPSO kann dann manchmal vorübergehend nicht greifen. Es ist empfehlenswert, bei diesen Patienten zunächst mit entsprechenden Ausleitungsverfahren zu beginnen, um die Blockierung zu überwinden. Ob Hexenschuss, Tennisarm, Schulter- oder Hüftschmerzen, Verstauchungen, Arthrose oder Ischiasbeschwerden: Die NPSO ist eine echte ergänzende Alternative für einen Therapeuten.

Doch die Schmerztherapie ist nur ein Teil der NPSO. Auch Schmerzen, deren Ursachen organische Dysfunktionen sind, lassen sich mit der Organtherapie nach Siener gut behandeln. An den Unterschenkeln befinden sich nicht nur Areale für Knochen und Gelenke, sondern auch für die einzelnen Körperorgane, wie Endokrinum, Lymphsystem, Magen, Leber, Galle, Pankreas, Uro-Genital-System, Nasennebenhöhlen, Zähne, Augen, Lunge oder Bronchien. Durch die NPSO können die Organfunktionen wieder reguliert und daraus resultierende Schmerzzustände behoben werden. Selbst begleitend auftretende Entzündungen und Spasmen regulieren sich sehr schnell. Über die NPSO-Lymphareale ist eine intensive Anregung des Lymphsystems möglich. So können die dadurch gelösten Stoffe auffallend schnell aus dem Körper geleitet werden. Daher eignet sich die NPSO auch hervorragend als unterstützende beschleunigende Maßnahme bei Ausleitungsverfahren aller Art.

Die NPSO-Areale, die dem Auge zugeordnet werden, liegen rund herum um die Kniescheibe. Der Augen-Akupunkteur ermittelt vor der Nadelung mithilfe seiner Hand oder einem Suchstift den genauen Punkt. Bei der Augenakupunktur werden nur Akupunkturnadeln benutzt, vereinzelt auch Elektroakupunktur. Da die NPSO besonders stark und gut bei der Behandlung von Wirbelsäulenerkrankungen wirkt, wird die NPSO vom Augen-Akupunkteur gelegentlich auch zur Behandlung der Halswirbelsäule eingesetzt. Man hat festgestellt, dass verstellte Wirbel in der Halsregion direkt in Verbindung mit dem Sehvermögen stehen können.

Wenn ein Chiropraktiker beispielsweise die Halswirbelsäule wieder einrenkt, können sich bereits Sekunden später Sehverbesserungen einstellen. Leider ist die Chiropraktik an der Halswirbelsäule ein Kunsthandgriff der schwierigeren Art und nicht ganz ungefährlich, wenn sie vom Therapeuten nicht wirklich beherrscht wird. Deshalb greifen hier viele zur Nadel, die dasselbe bewirken kann, und das meist dauerhafter.

Besonders beeindruckend sind die Augenpunkte am Knie bei der Behandlung von Weitsichtigkeit und Altersweitsichtigkeit. Sticht man allein diese beiden Punkte, so können fast alle Patienten innerhalb von zwei bis fünf Minuten nachweisbar besser sehen.

Su Jok-Akupunktur

Dieses Verfahren geht auf den Koreaner Park Jae Woo zurück, der Ende der 80er Jahre an Händen und Füßen ein neues Mikrosystem für Akupunktur entdeckte. Der Name Su Jok stammt aus dem Koreanischen und bedeutet Su (Hand) und Jok (Fuß). Die Su Jok-Akupunktur arbeitet mit drei verschiedenen so genannten ‚Projektionsebenen', das heißt, es gibt verschiedene Möglichkeiten, wie sich der Körper oder seine energetischen Strukturen an Händen und Füßen wieder finden lassen. So gibt es die Projektionsebene der Organe und des Skeletts, auf einer weiteren Ebene bilden sich die Akupunkturmeridiane ab, wie man sie auch aus der klassischen chinesischen Akupunktur kennt, und auf einer dritten Ebene die Chakren. Chakren sind Energiewirbel, die für uns unsichtbar, aber für sensible Menschen spürbar, im feinstofflichen Bereich des Körpers sind und die Aufgabe haben, Energien vom Umfeld in den Körper leiten und auch wieder aus dem Körper heraus.

Die Su Jok-Akupunktur gehört zu den Sonderformen der Akupunktur, die ebenfalls als ein Mikrosystem betrachtet werden können. Ein Mikrosystem kann man sich wie eine Kommandozentrale vorstellen, die Signale von krankhaften Prozessen aufnimmt, diese auswertet und dann die Heilung über die Signalpunkte am Mikrosystem steuert. Diese Systeme befinden sich an Körperstellen, an denen auffällig viele Nerven verlaufen. Entsprechende vom Patienten schmerzhaft empfundene Punkte sind nur in krankem Zustand vorhanden, spiegeln die funktionellen und organischen Störungen im Organismus und dienen der Selbstregulation des Körpers.

Bekannte Prinzipien, wie die Yin-Yang-Dualität und die fünf Wandlungsphasen der Traditionellen Chinesischen Medizin, findet man auch in der Su Jok-Akupunktur wieder. Doch hier werden noch zwei weitere Elemente berücksichtigt: das Hauptelement Luft und das Leitelement Äther. Jedes Element hat seine energetische Erscheinung, ein emotionales und psychisches Charakteristikum. Damit beeinflusst die Su Jok-Akupunktur 7 Chi-Energien, 7 Emotionen und 7 mentale Zustände.

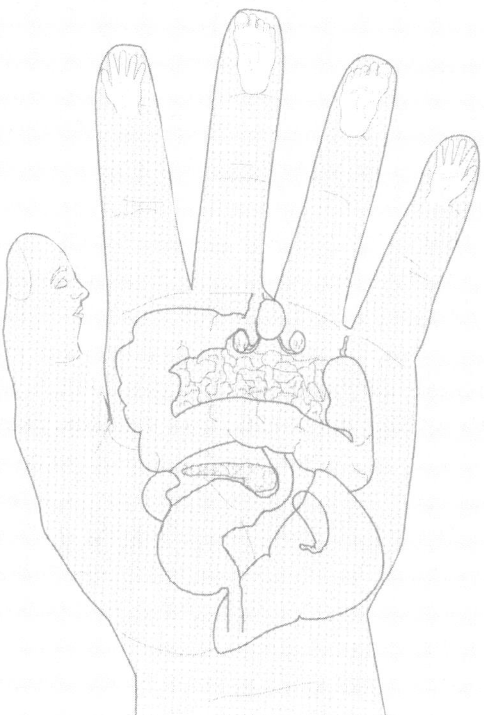

Organprojektion

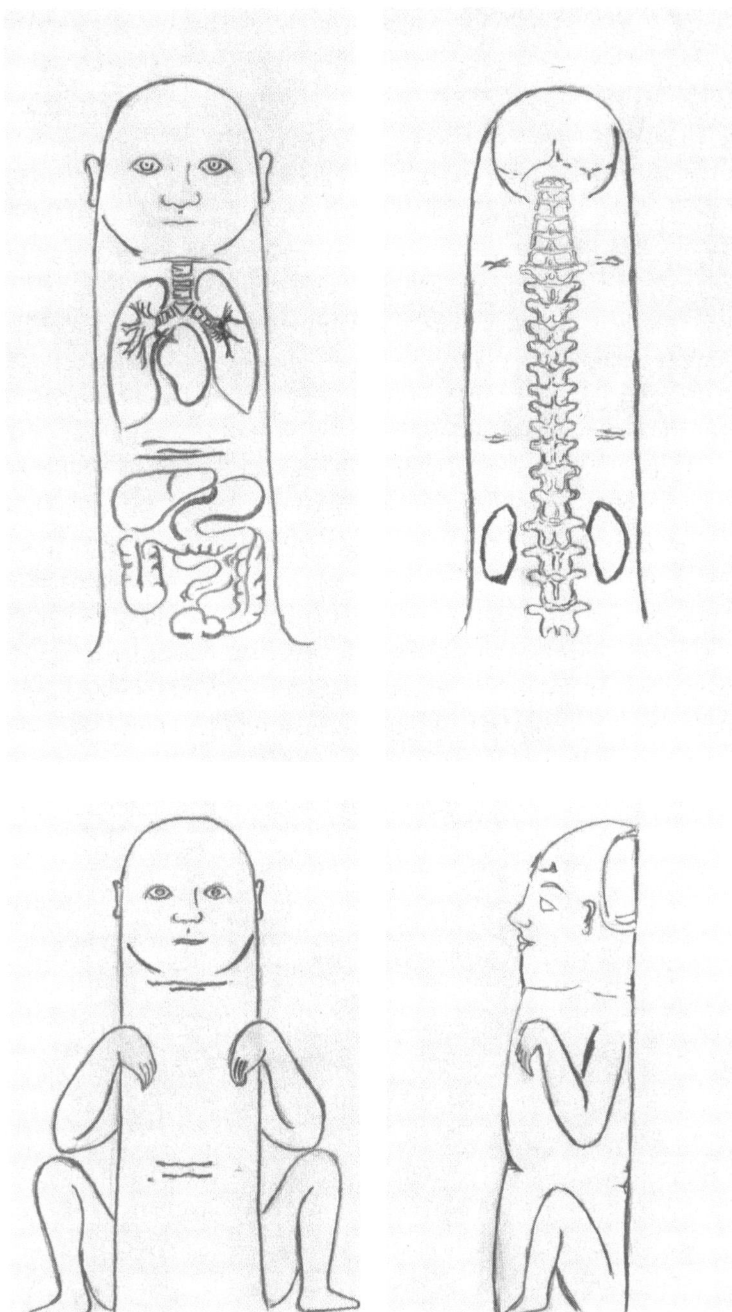

Insektenprojektionssystem

Die Su Jok-Akupunktur vereint auf der informativ-energetischen Ebene zwei Systeme: das Energieversorgungssystem des Organismus (Meridiane und Chakren) und das so genannte holographische System des Körpers. In der Theorie der Su Jok-Akupunktur unterscheidet man drei solcher holographischer Abbildungssysteme des Körpers: Hauptprojektionssystem, Insektenprojektionssystem und Miniprojektionssystem.

In der Augenakupunktur stammen zwei Punkte, die am Fuß gestochen werden, aus der Su Jok-Akupunktur. Sie waren die ersten Punkte, mit denen man begann, Augenleiden zu behandeln. Diese Punkte waren zu Beginn schon so effektiv, dass bei rund 30 % aller Augenpatienten eine Verbesserung erreicht werden konnte.

Bei genauerer Betrachtung der Lage der Su Jok-Punkte geht man heute davon aus, dass die beiden Punkte deshalb so gut wirksam sind, weil sie auch ECIWO-Punkte sind. Vor allem der Punkt, der unter dem Fuß gestochen wird, wird aber von vielen Patienten als unangenehm empfunden, da die Fußsohle doch etwas empfindlich ist. Der Punkt, der an der Fußinnenseite verwendet wird, liegt sehr nahe an einem klassischen Akupunkturpunkt der Traditionellen Chinesischen Medizin: Er heißt Milz/Pankreas 4. Diesen Punkt verwendet man klassisch bei der Behandlung von vererbten Krankheiten. Auch der von den Au-

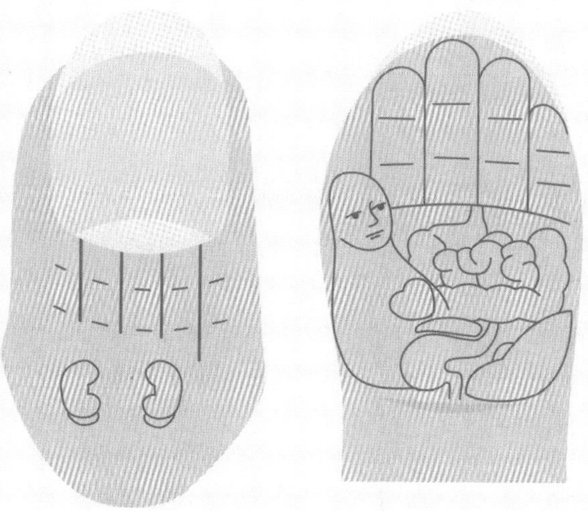

Miniprojektionssystem

gen-Akupunkteuren benutzte Punkt hat offensichtlich eine Wirkung in dieser Richtung; das weiß man aus Erfahrungen bei der Behandlung von Retinitis pigmentosa-Patienten. Allerdings scheint der von den Augenakupunkteuren benutze Punkt noch stärker und effektiver zu wirken, denn auch er ist ein ECIWO-Punkt.

Akupunktur 2000

Die Akupunktur 2000 ist ein System, das der Däne John Boel entwickelt hat. Dabei hat er rund um jedes Gelenk im Körper Reflexpunkte für die Wirbelsäule gefunden, die auch in Verbindung mit dem Zentralnervensystem stehen, also Punkte, die direkt am Gehirn wirken. Man vermutet heute allgemein, dass die generelle Wirkung der Akupunktur eng verbunden ist mit Vorgängen im Gehirn. Akupunktur 2000 ist also auch ein ECIWO-System. Aus diesem Akupunktursystem entstammen Augenakupunkturpunkte, die heute in der Regel an Zehen- und Daumengelenken gestochen werden.

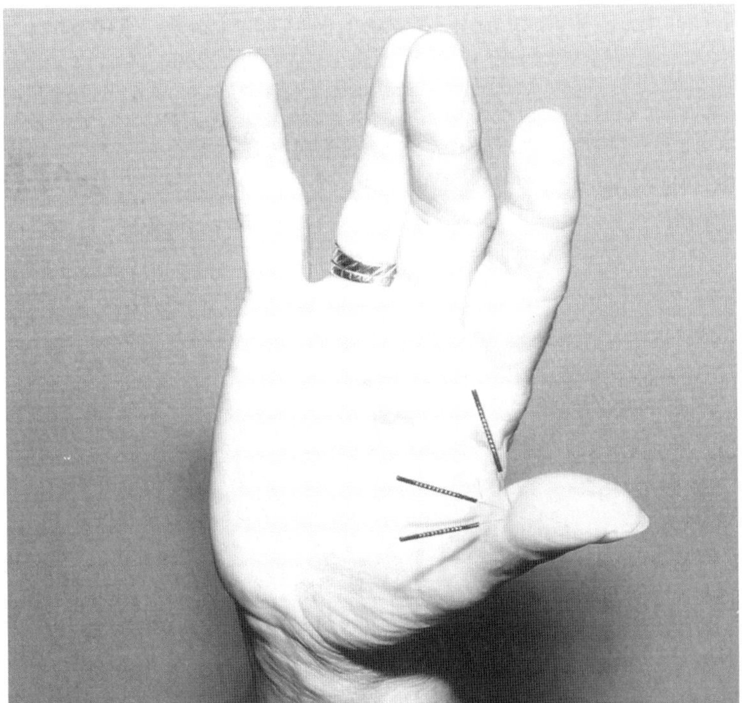

Akupunktur 2000

Durch die Entdeckung dieser Gelenkakupunktur konnte auf einen sehr schmerzhaften Punkt, der bis dato unter der Fußsohle gestochen wurde, verzichtet werden. Die Behandlungsergebnisse konnten durch diese neue Akupunktur gesteigert werden und für die Patienten sind die neuen Punkte besser auszuhalten.

Master Tong-Akupunktur

Dieses Akupunktursystem soll hier in diesem Buch nur am Rande erwähnt werden, weil es möglicherweise einen neuen Hinweis auf den Ursprung zweier Punkte aus der Augenakupunktur gibt. Die Master Tong-Akupunktur ist schon sehr alt und stammt ursprünglich aus Taiwan. Sie geht zurück auf Tong Jing-Chang, der dieses System erfand. Das Wissen wurde damals nur innerhalb der Familie weitergegeben.

In erster Linie ist die Master Tong-Akupunktur ein Kompendium von Akupunkturpunkten, das die Lokalisation der Punkte, die verschiedenen möglichen Indikationen, die Möglichkeiten der Manipulation sowie Gegenanzeigen der Akupunkturpunkte zusammenstellt. Zur Master Tong-Akupunktur gehört außerdem noch eine Kräutertherapie, eine eigene Theorie über vierzehn Akupunkturmeridiane sowie Ernährungsrichtlinien.

Einige Punkte der Master Tong-Akupunktur findet man auch in der klassischen chinesischen Akupunktur. Andere Punkte können eindeutig als ECIWO-Punkte definiert werden.

Stirnakupunktur

Die Stirnakupunktur ist ein Akupunkturverfahren mit Punkten, die von den so genannten Head'schen Zonen abgeleitet wurden oder mit der so genannten very-point-Methode gefunden werden. Zudem gibt es weitere Augenpunkte an der Stirn in der Schädelakupunktur nach Yamamoto. Manche Therapeuten setzen ausschließlich diese Methode bei der Behandlung von Augenerkrankungen ein; dies erscheint jedoch nicht sinnvoll. Diese Akupunktur allein hat zwar Wirkung, ist jedoch in Kombination mit den anderen Verfahren besser wirksam. Es gab Fälle, die mit der Augenakupunktur nach Boel in ihrer ursprünglichen Form nicht zurecht kamen. Mithilfe der Stirnakupunktur konnte ein Erfolg erzielt werden und umgekehrt. Gute Augen-Akupunkteure arbeiten natürlich längst mit beiden Verfahren und können so individuell entscheiden, welches Verfahren oder welche Punktekombinationen aus beiden für den Patienten das Beste ist.

Durchführung der Augenakupunktur

Seit 1987 gibt es Augenakupunktur. Im deutschsprachigen Raum wurde sie erst 1995 eingeführt, nachdem erste Berichte über diese Therapie im deutschen Fernsehen erschienen. Was zunächst noch als abwegig galt und von Seiten der Schulmedizin teilweise bis heute als Scharlatanerie abgetan und bekämpft wird, hat sich mittlerweile zu einem festen Bestandteil alternativer Behandlungsmethoden in Deutschland entwickelt. Mehrere hundert Ärzte und Heilpraktiker haben sich in dieser neuen Therapieform ausbilden lassen und arbeiten damit mehr oder weniger erfolgreich.

Die Augenakupunktur bleibt jedoch bis heute ein junges Gebiet. Ständig beschäftigen sich viele Therapeuten mit der Weiterentwicklung der Methode, probieren neue Punkte aus oder kombinieren die

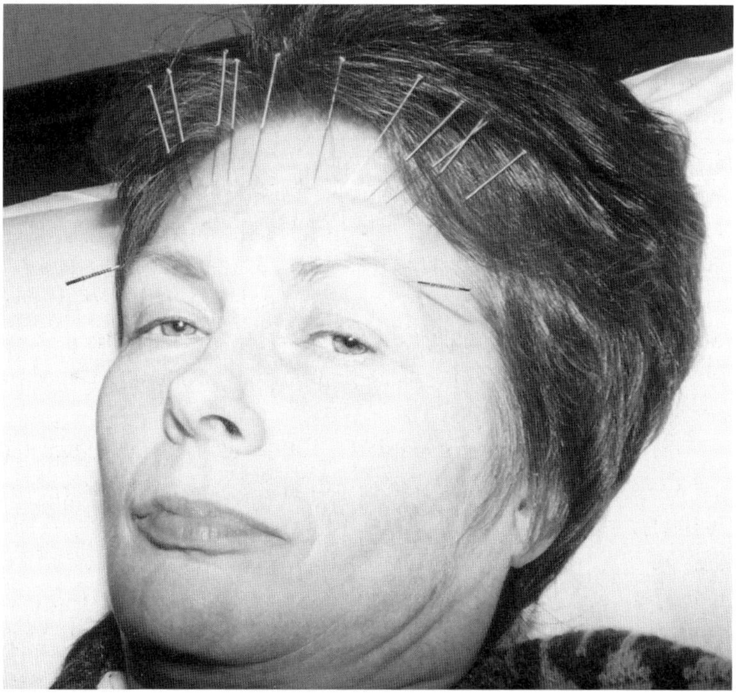

Augenakupunktur mit anderen naturheilkundlichen Verfahren. Sowohl unter Ärzten als auch unter Heilpraktikern gibt es Behandler, die bereits mehrere hundert Augenpatienten erfolgreich behandelt haben und über einen großen Erfahrungsschatz verfügen.

Die Bandbreite der Augenerkrankungen ist groß, es dürften über 10.000 verschiedene Augenleiden sein, die schulmedizinisch bekannt sind. Natürlich sind noch nicht alle Augenleiden mit Augenakupunktur behandelt worden. Dennoch gibt es einen signifikanten Trend bei häufig vorkommenden Augenleiden wie Glaukom, grüner oder grauer Star, Retinitis pigmentosa oder der diabetischen Retinopathie, der zeigt, dass mindestens 75% aller mit Augenleiden Betroffenen mit einer Verbesserung am Auge rechnen können. Dies kann im Einzelfall auch bedeuten, dass dabei ein Stillstand bei einem Augenleiden eintritt, das sonst eine negative Entwicklungsprognose hat, wie es beispielsweise oft bei der Makuladegeneration oder bei Retinitis pigmentosa der Fall ist.

Bis heute weiß man nicht genau, wie die Akupunktur ganz allgemein funktioniert. Die Zusammenhänge zwischen einem Einstich irgendwo am Körper und einer Körperreaktion an einer anderen Stelle gehören in den Bereich der Erfahrungsmedizin und sind bis heute unerforscht. Das gilt auch für die Augenakupunktur. Forderungen seitens der Wissenschaft, ‚wissenschaftliche Studien' zu erstellen, die die Wirksamkeit am Auge nachweisen sollen, sind in der Sache schon absurd. Erst kürzlich entschied das Bundesverfassungsgericht, dass auch die Schulmedizin keine wissenschaftliche Disziplin sei, sondern ein Forschungszweig, der sich ausschließlich auf Erfahrungen und Statistiken stützt. Und die Erfahrung in der Akupunktur ist alt – sehr alt: mehrere tausend Jahre. Die Schulmedizin ist im Vergleich dazu erst rund 100 Jahre alt.

Wissenschaftlich standardisierte Untersuchungsmethoden wie beispielsweise Doppelblindstudien sind mit der Akupunktur nicht so einfach durchzuführen, denn schließlich merkt es ein Patient, ob ihm eine Nadel gesetzt wurde oder nicht. Der Versuch, so genannte ‚Placebopunkte' zu stechen, ist nur bedingt sinnvoll, da es auch Ansätze in der Akupunktur gibt, die mit Intuition arbeiten. Dabei ist bis heute noch nicht geklärt, ob es nicht auch einen Zusammenhang zwischen der mentalen Haltung des Behandlers und der Intensität der Wirkung oder die Wirkrichtung beim Setzen einer Akupunkturnadel gibt, die die Existenz solcher Placebopunkte gar nicht mehr möglich macht.

Dennoch haben sich auch die Augen-Akupunkteure darum bemüht und bemühen sich noch, statistisches Material zusammenzustellen, das die Erfahrungen, die gemacht wurden, auch mit Zahlen untermauern (siehe Studie von Hans-Peter Wutta).

Zu den häufigsten Leiden, die mit Augenakupunktur erfolgreich behandelt werden, gehören heute Makuladegeneration, Glaukom (grüner Star), grauer Star, Kurz- und Weitsichtigkeit, Alterssichtigkeit, Retinitis pigmentosa, diabetische Retinopathie, Zentralvenen- und Zentralarterienthrombosen, Sehnervschädigungen, Erblindung durch Gehirnschädigungen (Gehirnquetschung oder Blutgerinnsel wie nach Autounfällen) sowie Sehstörungen aufgrund von Medikamentenvergiftung. Auch bei der Behandlung von Augenleiden bei Kindern wie Schielen oder Nystagmus gibt es ausgesprochen gute Erfolge. Dabei können nicht alle Augenleiden geheilt werden, sie können jedoch stark verbessert oder ihr Fortschreiten aufgehalten werden.

Die Grundbehandlung

Bevor ein Patient eine Augenakupunktur bekommt, braucht er zunächst eine schulmedizinische Diagnose seines Augenproblems. Kein Augen-Akupunkteur, der nicht auch Augenarzt ist, wird einen Augenpatienten ohne diese Informationen behandeln. Im Laufe einer Vorbesprechung muss sich der Augen-Akupunkteur erst einmal ein Bild von der Gesamtkörperkonstitution machen. Dazu werden bestimmte Voruntersuchungen gemacht, wie Blutuntersuchungen oder Urin- und Stuhluntersuchungen. Möglicherweise wird ein Zuckertest gemacht, eine Irisdiagnose, eine Blutdruckmessung oder allerlei andere Diagnosetechniken eingesetzt. Man macht diese Voruntersuchungen, um die grundlegenden Ursachen im Körper zu finden, die mit dem Augenleiden zusammenhängen können.

In manchen Praxen wird auch ein Akupunkturvortest am Ohr durchgeführt. Bei diesem Vortest versucht der Therapeut abzuklären, wie gut oder wie schnell jemand auf Akupunktur ganz allgemein reagiert. Fällt dieser Test positiv aus, so liegt die Vermutung nahe, dass auch die Augenakupunktur greifen kann. Eine andere, neuere Methode ist das regelmäßige Messen des Sehvermögens mit geeigneten Messtafeln vor und direkt nach der Akupunktur. Der Behandler versucht dabei festzustellen, ob der Organismus aufgrund der Akupunktur reguliert. Das kann auch im ersten Moment einmal bedeuten, dass das Sehvermögen schlechter wird. Meist hält dieses Phänomen nur ein paar Minuten an und wandelt sich dann in eine Besserung des Sehvermögens. Solange der Körper bzw. die Augen aufgrund der Akupunktur noch reguliert, ist Besserung in Aussicht. Je nach gewähltem Augen-Akupunkteur können diese Testverfahren sehr unterschiedlich sein, dies sollte den Patienten jedoch nicht verunsichern, es gibt viele Möglichkeiten.

Nicht alle Augen-Akupunkteure untersuchen auch das Auge selbst. Dies ist immer noch Aufgabe des Augenarztes. Immer häufiger befassen sich jedoch auch Augentherapeuten intensiv mit Augenleiden und sind in der Lage, bestimmte Sachverhalte am Auge selbst zu untersuchen. Daher kann es durchaus vorkommen, dass auch der Augen-Akupunkteur beispielsweise mithilfe eines Ophthalmoskopes den Augenhintergrund untersucht.

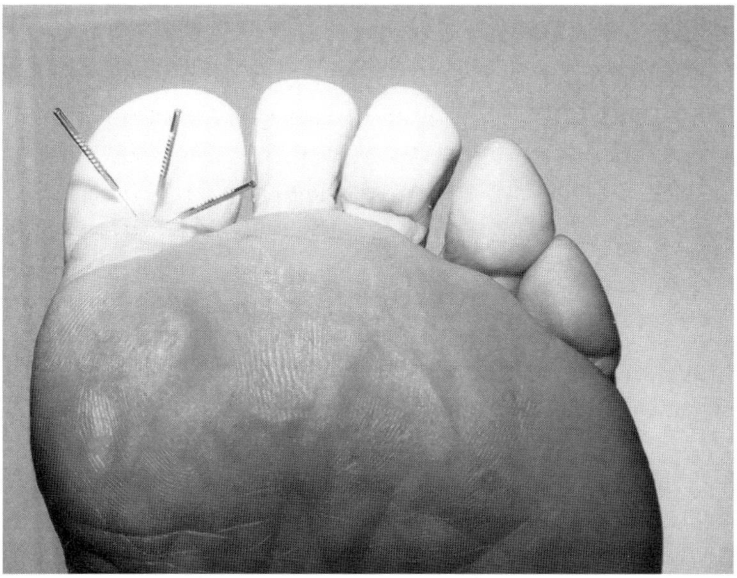

Akupunkturpunkte am Fuß

Als eine Art Standard hat es sich eingebürgert, in einer Anbehandlungsphase an zehn aufeinander folgenden Tagen täglich zwei Akupunktursitzungen durchzuführen (am Wochenende ist Pause). In dem Kapitel über die Geschichte der Augenakupunktur habe ich bereits erwähnt, aufgrund welcher Erkenntnisse man täglich Doppelsitzungen macht.

INFO

Keine Angst: Niemals wird direkt in die Augen gestochen!

Auch wenn es manchem Patienten unangenehm ist: Diese Doppelsitzungen, die zunächst täglich aufeinander erfolgen, sind ein unbedingtes Muss für eine erfolgreiche Augenakupunktur. Die bisherige Erfahrung hat eindeutig gezeigt, wie wichtig es ist, am Anfang eine starke Reizsetzung hervorzurufen, um das Augenleiden erfolgreich behandeln zu können.

Bei den Doppelsitzungen handelt es sich in der Regel um zwei Sitzungen von je 30 Minuten Länge mit einer Pause von etwa einer Stunde dazwischen. Die Pause kann auch länger sein, kürzer auf keinen Fall. Bei beiden Sitzungen werden unterschiedliche Punkte akupunktiert. Die Hauptwirkpunkte befinden sich an Händen, Knien, Füßen und im Gesicht. Niemals wird allerdings in die Augen direkt gestochen, auch wenn der Name ‚Augenakupunktur' diesbezüglich manchmal irreführend sein kann.

Wissenswertes

Individuelle Behandlung

Da jeder Patient immer ein individueller Fall ist, beurteilt der behandelnde Akupunkteur vor jeder Sitzung erneut, ob es vielleicht außerhalb des Augenschemas noch Punkte geben könnte, die in diesem speziellen Fall sinnvoll sind. Es kommt schließlich oft vor, dass Patienten nicht nur ein Augenleiden haben, sondern eine ganze Reihe anderer Beschwerden zusätzlich. Diese werden natürlich nicht getrennt von der Augenkrankheit behandelt.

Es gibt jedoch auch spezielle Augenleiden, bei denen sich zusätzliche Akupunkturpunkte bewährt haben. So gibt es Spezialpunkte, die nur bei Glaukom gestochen werden oder Sonderpunkte bei der diabetischen Retinopathie. Bei der Behandlung von Kindern wird häufig, besonders wenn die Kinder unter sechs Jahren sind, eine ganz andere Methode angewandt um Augenleiden zu behandeln. Oft genügen hier zwei Punkte am Fußrist, um das Augenleiden dauerhaft in den Griff zu bekommen.

Die Anbehandlungsphase dient in erster Linie einer Orientierung für Behandler und Patient. Je nachdem, wie viel in dieser Zeit am Auge erreicht wurde, kann man erste Prognosen abgeben, wie lange eine erfolgreiche Behandlung dauern wird. Manche Patienten rechnet man zu den so genannten ‚fast reactors', die in unglaublich kurzer Zeit große Erfolge verzeichnen können. Leider ist das nur bei 2–5 % aller Betroffenen der Fall. Bei anderen geht es langsamer oder es dauert lange Zeit, bis sich erste Verbesserungen einstellen. In der Regel gibt es nur 5–10 % aller Patienten, die vollständig resistent gegen jede Art von Akupunktur sind. Ihnen wird man auch bei anderen Beschwerden mit Akupunktur nicht helfen können – leider auch nicht bei Augenleiden. Die persönliche Sensibilität für Akupunktur ist so etwas wie eine feste, altersunabhängige Größe. Das erklärt vielleicht auch, warum Hans-Peter Wutta in seiner Studie keine altersabhängigen Erfolge feststellen konnte. Manche erreichen den Maximalpunkt ihres Behandlungserfolges oft schon nach fünf bis zehn Sitzungen. Andere benötigen für vergleichbar gute Ergebnisse mehrere Monate bis zu zwei Jahren. Was diesen Faktor beeinflusst oder vielleicht verbessern könnte, ist leider bisher unbekannt. Man muss es also erst einmal ausprobieren und nach der Anbehandlungsphase weiß man mehr.

Dauer der Behandlung

In der Regel müssen alle Augenleiden degenerativer Natur ein Leben lang weiterbehandelt werden, da die Erkrankungen generell die Tendenz haben, sich immer weiter zu verschlechtern. Meist bemerken die Patienten selbst nach einem gewissen Zeitraum (meist 6–8 Wochen), dass sich die Sehleistung wieder etwas verschlechtert hat und gehen dann zu einer Nachakupunktur. Das bedeutet, dass an einem einzigen Tag nochmals eine Doppelsitzung durchgeführt wird, die dann wieder für die nächsten 6–8 Wochen ausreicht. Generell haben die Augen-Akupunkteure die Erfahrung gemacht, dass ein einmal erzieltes Ergebnis immer wieder erreicht werden kann.

Je nach Reaktionsschnelligkeit entscheidet der Therapeut nach dieser Phase, in welchen Zeitabständen weiter akupunktiert wird. Waren die Ergebnisse in kurzer Zeit sehr gut, so wird man in kürzeren Zeitabständen weitermachen, da der Organismus hier offensichtlich sehr schnell reguliert und das möchte man ausnutzen. Treten die Verbesserungen nur mit Zeitverzögerung ein, so werden Termine mit entsprechend größeren Abständen vereinbart, das ist in diesem Fall effektiver und auch kostengünstiger.

Nicht immer befindet sich ein gut ausgebildeter Augen-Akupunkteur in der Nähe. Wenn deshalb eine regelmäßige Nachakupunktur nicht möglich ist, kann man auch alle 6–12 Monate eine 1-wöchige Augenakupunktur-Kur machen. Die Ergebnisse sind nach den bisherigen Erfahrungen einer regelmäßigen Nachakupunktur gleichzusetzen.

Nebenwirkungen

Bislang wurden keine Nebenwirkungen bei der Augenakupunktur festgestellt. Manchmal kann es während der Behandlung zu einer Erstreaktion am Auge kommen. Bei einer Makuladegeneration hat der Patient manchmal den Eindruck, dass er ‚kleine Teile' im Auge sieht, die vorher nicht da waren. Im ersten Moment bekommt er einen Schreck, wenn so etwas geschieht. Für den Augen-Akupunkteur ist das jedoch ein gutes Zeichen, es bedeutet nämlich, dass das Auge auf die Akupunktur angesprochen hat und sich erste Heilungsaktivitäten im Auge einstellen. Meist verschwinden diese Phänomene nach kurzer Zeit wieder.

Häufig werden vor allem während oder direkt nach der Akupunktur Schwankungen vom Patienten festgestellt, die sich von Minute zu Minute wieder verändern. Mal besteht der Eindruck, es hätte sich stark verbessert, kurz danach meint der Patient, es hätte sich stark verschlechtert. Diese Regulationsphänomene sind normal und bedeuten, dass der Körper beginnt, seinen gesamten Organismus zu regulieren.

Die Behandlung mit Augenakupunktur wird als unterschiedlich schmerzhaft empfunden. Es gibt Patienten, die meinen, es kaum aushalten zu können, andere wiederum haben überhaupt keine Probleme mit den Nadeln. Wer Angst vor den Nadeln hat, sollte sich einmal den Unterschied zwischen einer Akupunkturnadel und einer Spritze vor Augen führen. Bei einer Spritze wird das Gewebe regelrecht geschnitten, denn sie hat eine messerartige Spitze und ist innen hohl. Eine Akupunkturnadel dagegen verdrängt das Gewebe lediglich und nachdem die Nadel entfernt wurde, fällt das Gewebe nur wieder zusammen. Eine Spritze verletzt den Körper also wesentlich mehr als eine Akupunkturnadel.

Problematisch kann die Behandlung mit Akupunkturnadeln manchmal für Patienten werden, die mit Marcumar behandelt werden. Die meisten Augen-Akupunkteure verzichten dann auf die Nadeln und behandeln lieber mit Elektroakupunktur. Diese Behandlung ist ebenfalls effektiv, dauert aber länger. Gelegentlich verwenden Therapeuten auch einen Laser. Die bisherigen Erfahrungen der Augen-Akupunkteure damit sind jedoch nicht berauschend. Die Behandlung dauert etwa dreimal so lange und die Ergebnisse sind mit denen der Nadel- oder der Elektroakupunktur nicht zu vergleichen.

Wichtig

Bei Patienten, die Marcumar einnehmen, wird oft mit Elektroakupuktur behandelt.

Mehr zu den Erfolgsaussichten der einzelnen Erkrankungen finden sie in den jeweiligen Kapiteln, in denen die Augenkrankheiten und ihre Behandlungsmöglichkeiten beschrieben werden.

Homöopathie

Die Homöopathie geht zurück auf den Arzt Christian Friedrich Samuel Hahnemann, der am 10. April 1755 in Meißen geboren wurde. Sein Vater war Porzellanmaler und ließ seinen Sohn später in Leipzig und Wien Medizin studieren. Bereits mit 25 Jahren ließ er sich erstmals in Erlangen als Arzt nieder. Er veröffentlichte zur damaligen Zeit mehrere Schriften zu eigenen chemischen Studien sowie Forschungen im Bereich der Medizin, Pharmazie und Hygiene. 1782 heiratete er die Apothekerstochter Johanna Leopoldine Henriette Küchler in Gommern. Acht Töchter und ein Sohn gingen aus dieser Ehe hervor.

Der Sohn Friedrich Hahnemann wurde später ebenfalls Arzt und vertrat die Homöopathie. 1812 habilitierte der Vater sich an der Universität in Leipzig und lehrte dort 17 Semester lang seine von ihm begründete Homöopathie. Hahnemann lebte später in Köthen, wo er zum Hofrat ernannt wurde. Mit achtzig Jahren heiratete er ein zweites Mal – die Französin Mélanie D'Hervilly, der er im Juni 1835 nach Paris folgte. Aus ganz Europa kamen die Menschen, um sich von Hahnemann behandeln zu lassen. Er arbeitete bis zu seinem Tod mit 88 Jahren. 1843 wurde er auf dem Friedhof in Montmarte beerdigt und später auf den Prominentenfriedhof Père Lachaise überführt.

In seinen Forschungen ging Hahnemann von folgendem Sachverhalt aus: Jede konzentrierte, wirksame Substanz erzeugt bei einem gesunden Menschen eine spezielle, typische Krankheit (oder ein Krankheitsbild). Je stärker die Substanz, desto heftiger die Wirkung – wie bei einer Vergiftung. Setzt man nun einen solchen Wirkstoff bei einem gesunden Menschen ein, so zeigt er die Symptome des Arzneibildes. Setzt man denselben Wirkstoff bei einem Kranken ein, der solche Symptome hat, so wird der Kranke geheilt, da sich Krankheitsbild und Wirkstoff ähnlich sind.

Wissenswertes

Homöopathie

Der Begriff Homöopathie wurde aus zwei griechischen Worten zusammengesetzt: homoion bedeutet „ähnlich" und pathos „Leiden". Beschrieben wird damit der alte medizinische Grundsatz: Similia similibus curentur (Ähnliches mit Ähnlichem heilen). Hahnemann hatte diesen Grundsatz wieder neu entdeckt und belebt und durch die Begründung der Homöopathie der bisher bekannten Allopathie eine Alternative entgegengesetzt. Eine der wichtigsten Schriften von Hahnemann ist das so genannte Organon, das seine gesamte Arzneimittellehre enthält.

Hahnemann und seine Nachfolger forschten also an Menschen (nicht an Tieren) und versuchten die verschiedensten Wirkstoffe auf ihre erzeugenden Krankheitsbilder hin zu untersuchen. Die Ergebnisse dieser Untersuchungen nennt man heute für jedes gefundene Präparat Arzneibild.

Natürlich kann man bestimmte Stoffe nicht in ihrem ursprünglichen Zustand verabreichen, denn dann wären sie viel zu stark und würden beim Menschen Schaden anrichten. Hahnemann hat daher die Wirkstoffe verrieben, und verschüttelt, und zwar so lange, bis der so genannte krankmachende Reiz in einen heilenden Reiz umschlägt. Durch diese Prozedur werden in den Wirkstoffen ‚Kräfte' frei, die durch alleiniges Verdünnen des Mittels nicht frei würden.

Die Wirkstoffe, die die Basis der heutigen Homöopathie bilden, entstammen den unterschiedlichsten Bereichen der Natur. Es sind pflanzliche, mineralische oder tierische Stoffe, aber auch Gifte und Toxine aus der Umwelt des Menschen, sowie so genannte Nosoden, die aus Krankheitsprodukten bzw. -erregern hergestellt werden.

Die Arzneibilder der verschiedenen homöopathischen Medikamente beschreiben die generelle Verfassung des Patienten und dessen subjektive Empfindungen. Bei allopathischen Medikamenten werden bei der Beschreibung die Krankheiten benannt, die mit dem Mittel behandelbar sind. Um als Therapeut ein geeignetes homöopathisches Mittel zu finden, genügt es also keinesfalls, nur die Erkrankung des Patienten zu kennen. Jedes Präparat muss individuell und vor allem typgerecht gefunden werden. Man spricht in der Homöopathie von der Konstitution eines Menschen. Gemeint ist damit seine körperliche und seelisch-geistige Verfassung in seiner Umwelt. Daher findet man in den unterschiedlichen homöopathischen Arzneibilder auch Angaben aus den Bereichen der Psychologie und Soziologie.

Wissenswertes

Homöophatische Medikamente

Homöopathische Medikamente werden heute entweder in Tropfenform, versetzt mit Alkohol, als Tabletten oder auf Milchzuckerbasis (Globuli) aufbereitet. Bei allen drei Darreichungsformen werden die Schwingungen, Informationen und Impulse, die im kranken Menschen einen Reiz zur Selbstheilung in Gang setzen, aufgebracht. Dabei sind jeweils unterschiedliche Potenzierungen im Handel, die notwendig sind, um die Giftigkeit und eventuelle Nebenwirkungen auszuschließen und somit auch starke Arzneireaktionen (Erstverschlimmerung) zu vermeiden. Selbst hochpotenzierte Homöopathika beinhalten Verdünnungen, die denen von Spurenelementen, Vitaminen, Hormonen, Fermenten oder Katalysatoren vergleichbar sind. Aufgrund der Potenzierung gehören die homöopathischen Mittel auch zu den billigsten und unschädlichsten Medikamenten überhaupt.

Hinter all den Angaben eines Arzneibildes steckt der Mensch als Person in seinem Schicksal, äußerlich geprägt durch seine Erscheinung, innerlich durch sein Verhalten und Benehmen (in seiner Rolle im Rahmen seiner Umgebung). Bei der Arzneifindung betrachtet der Therapeut die Verfassung, das Verhalten, das Handeln und das zugrunde liegende Leiden, um ein geeignetes Konstitutionsmittel (Basisarznei) für den Patienten zu finden.

Wichtig

Auch mit homöopatischen Mitteln darf nicht auf eigene Faust therapiert werden.

Wer dies verinnerlicht hat, begreift sehr schnell, dass es nicht so einfach ist, ein Präparat für eine bestimmte Erkrankung zu finden. Daher sollen hier im Anschluss einige der am häufigsten verschriebenen Homöopathika beschrieben werden, zusammen mit Auszügen aus deren Arzneibildern. Der Leser kann hier eine Vorstellung dessen bekommen, was für ihn vielleicht infrage kommt. Empfehlenswert ist es auf jeden Fall, nicht auf eigene Faust zu therapieren. Es ist immer besser, in Zusammenarbeit mit einem geschulten Homöopathen ein geeignetes Mittel zu finden, das den Heilungsprozess an den Augen unterstützen kann.

Homöopathische Mittel können eine Augenbehandlung hervorragend unterstützen. Als alleinige Behandlung ist sie in der Regel nicht ausreichend. Sie sollte also idealerweise mit anderen Verfahren, wie etwa einer Augenakupunktur kombiniert werden.

Die folgenden Beschreibungen häufig verschriebener Homöopathika bei Augenleiden sind Auszüge aus der Materia medica (von William Boericke, Haug Verlag).

Homöopathika bei Augenleiden

Nux vomica

Nux vomica-Menschen sind lichtscheu und leiden häufig unter brennenden Augen. Als weitere Krankheitsmerkmale sind Infraorbitalneuralgie, Atrophie oder Entzündung des Sehnervs und Lähmung der Augenmuskel beschrieben. Diese Symptome treten insbesondere nach Vergiftungen durch Rauschmittel, Tabak, Alkohol oder Medikamenten auf.

Natrium muriaticum

Die Augenlider sind schwer. Die Buchstaben fließen beim Sehen ineinander. Gelegentliches Versagen der Augen beim Lesen und Schreiben. Funkensehen und Zick-zack-Erscheinungen um alle Dinge. Beim Husten strömen Tränen übers Gesicht. Beim Nach-Unten-Sehen gibt es Schmerzen. Bei beginnendem grauen Star.

Phosphorus

Bei grauem Star. Man hat den Eindruck, als ob ein Schleier, Nebel oder Staub vor allem liegt, oder etwas fest über die Augen gezogen wäre. Schwarze Flecken scheinen vor den Augen zu schweben. Die Patienten sehen besser, wenn sie die Augen mit der Hand beschatten. Grüner Hof um ein Kerzenlicht. Buchstaben erscheinen rot. Atrophie des Sehnervs. Doppeltsehen durch Abweichen der Sehachse. Bei Glaukom, Thrombose der Netzhautgefäße und degenerative Veränderung in den Netzhautzellen. Bei älteren Menschen, wenn gebogene Linien gesehen werden. Netzhauterkrankungen mit Lichtphänomenen und visuellen Sinnestäuschungen. Liegen auf der rechten Seite verbessert die Symptome. Geistige Ermüdung mit Kälte im Hinterkopf. Erblindung durch sexuelle Exzesse – beispielsweise durch sexuell stimulierende Medikamente, die heute sehr bekannt sind. Dies wird neu vermutet, ist jedoch noch nicht gesichert nachgewiesen.

Lycopodium

Charakteristisch ist Nachtblindheit. Man sieht nur die Hälfte eines Gegenstandes. Die Augen sind im Schlaf halb offen. Gerstenkörner entstehen in der Nähe des Augenwinkels.

Cina

Überanstrengung der Augen, besonders beim Einsetzen der altersbedingten Weitsichtigkeit. Erweiterte Pupillen. Gesichter erscheinen wie mit einem Gelbschleier überzogen.

Sulphur

Um das Lampenlicht herum entsteht ein Hof. Brennen der Augen. Schwarze Flecken vor den Augen. Keratitis. Die Hornhaut ist wie mattes Glas. Waschen mit kaltem Wasser, oder Kälte verbessert die Symptome. Ständiges Hitzegefühl oben auf dem Kopf.

Weitere Homöopathika, die gerne bei Augenleiden verschrieben werden, jedoch nicht so häufig auftauchen, sind: Argentum nitricum, Pulsatilla, Aurum (wenn die obere Hälfte von Gegenständen nicht sichtbar ist), Belladonna, Bryonia (Glaukom), Cyclamen, Gelsenium, (bei Retinitis, unterschiedliche Pupillengrößen), Jaborandi (bei weißen Flecken und Kurzsichtigkeit), Cholesterinum, Ruta graviolis, Sepia, Tabacum (Makuladegeneration), Stramonium und Cimicifuga.

Bevor man sich für ein homöopathisches Mittel entscheidet, ist es immer wichtig, die Augensymptome weiter zu prüfen. Bei genauer Durchsicht der Arzneibilder stellt man schnell fest, dass beispielsweise die Beschreibung ‚schwarze Flecken vor den Augen' sowohl bei Sulphur als auch bei Phosphorus vorkommt. Welches Mittel ist also nun richtig, wenn man dieses Phänomen an sich kennt? In diesem Falle müsste man also ausprobieren, ob sich beim Liegen auf der rechten Seite die Symptome verbessern oder ob Kälteeinfluss eine Verbesserung bringt. Im ersten Fall wäre dann Phosphorus angezeigt, im zweiten Sulphur. Wenn sich dann noch herausstellt, dass im Hinterkopf ein Kältegefühl wie bei Phosphorus beschrieben auftaucht statt eines dauerhaften Hitzegefühls, so ist die Zuordnung des richtigen Homöopathikums schließlich eindeutig.

„Prüft alles!" sagte Hahnemann und stellte damit die Homöopathie nicht als ein in sich geschlossenes oder gar fertiges System dar, sondern er beschrieb damit eine auf Grundprinzipien fußende Wissenschaft, die durch neue Erkenntnisse und Beobachtungen immer weiter wachsen kann.

Neuraltherapie

Die Neuraltherapie nach Huneke wurde von 1925 bis hin in die 60er Jahre von den Brüdern Ferdinand und Walter Huneke entdeckt und begründet. Durch wissenschaftliche Forschung stellten die beiden fest, dass Krankheiten durch Störfelder im vegetativen Nervensystem entstehen. Das vegetative Nervensystem ist für die Reiz- und Schmerzleitung zuständig, für die Durchblutung, die Körpertemperatur und den Stoffwechsel. Mithilfe der Neuraltherapie versucht man, die Störfelder zu finden und aufzulösen.

Eher zufällig entdeckte Ferdinand Huneke bei der Behandlung von Patienten mit einem Lokalanästhetikum, dass das Mittel nicht nur die Stelle, an der es eingesetzt wurde, schmerzunempfindlich macht, sondern Schmerzen auch endgültig heilen kann. Gemeinsam mit seinem Bruder arbeitete er ein Verfahren aus, dem sie den Namen Heil-Anästhesie gaben. 1940 beobachtete Ferdinand Huneke dann zum ersten Mal ein so genanntes ‚Sekundenphänomen' bei einer Patientin, die er monatelang ohne jeden Erfolg wegen starker Schmerzen in der Schulter behandelt hatte. Die Patientin hatte eine entzündete Stelle am Fuß, die er mit einem Lokalanästhetikum behandelte. Die Schulterschmerzen waren daraufhin sofort verschwunden. Huneke schloss daraus, dass es am Körper bestimmte Störstellen geben muss, die durch permanente Reizung von Nervenbahnen Schmerzen und Krankheiten in anderen Regionen des Körpers auslösen können. Aus diesen Entdeckungen heraus entstanden drei wesentliche Lehrsätze:

Wissenswertes

Die drei Lehrsätze von Huneke

1. Jede chronische Krankheit kann durch ein Störfeld bedingt sein.
2. Jede Stelle des Körpers kann potenziell zur Störstelle werden.
3. Eine Injektion eines Lokalanästhetikums in das Störfeld heilt die störfeldbedingte Krankheit.

Dabei stellte Huneke nach langjähriger Erfahrung fest, dass es zwischen der Entstehung eines Störfeldes und einer daraus resultierenden Erkrankung keinen fixen zeitlichen Rahmen gibt. Wann eine störfeldbedingte Krankheit entsteht, ist völlig unterschiedlich. Manchmal kann es Jahre dauern, bis sich aus solch einer Störung ein Leiden entwickelt.

Die Neuraltherapeuten arbeiten mit verschiedenen Lokalanästhetika wie Novocain, Lidocain, Procain oder Prilocain. Die Mittel werden in einer Spritze aufgezogen und injiziert. Je nach vorliegendem Fall wird die Spritze direkt in die schmerzende Stelle gesetzt oder in ein Körpersegment, das mit der schmerzenden Stelle korreliert. Bei der Störfeldtherapie setzt man die Spritze in ein angenommenes Störfeld. Es ist aber auch möglich, in ein so genanntes ‚Ganglion' zu spritzen, das ist eine Art von Nervenschaltstelle. Als letzte Alternative bleibt noch die Injektion des Lokalanästhetikums direkt in ein venöses Blutgefäß.

Die Injektion bewirkt, dass die störende Stelle für einen gewissen Zeitraum vom Körper wie abgekoppelt ist. Aufgrund dessen können auch die Beschwerden, die das Störfeld auslöste, sofort wegfallen. Wenn man Glück hat, bleiben die Beschwerden schon nach der ersten

Behandlung vollständig verschwunden. Meistens muss man die Behandlung einige Male wiederholen (bis zu zehnmal), bis der Schmerz vollständig aufgelöst wird.

Bei der so genannten ‚kleinen Neuraltherapie' werden mehrere Punkte entlang der Wirbelsäule unter die Haut gesetzt. Man spricht hier von Quaddeln. Im Gegensatz dazu spritzt man bei der ‚großen Neuraltherapie' tief ins Gewebe an die Nervenschaltstelle, von der die Nerven ausgehen, die in das schmerzhafte Gebiet führen.

Der Einsatz von Neuraltherapie bei Augenleiden ist insbesondere wichtig für die Behebung eventueller Störfelder. Diese können beispielsweise durch Narben gebildet werden, die Augenleiden zur Folge haben können. Häufig entstehen auch durch operative Eingriffe oder größere Verletzungen energetische Störungen. Akupunkteure wissen, wenn sich solche Narben in der Nähe von Akupunkturmeridianen befinden oder diese sogar durchschneiden, dass dies verheerende Folgen haben kann. Deshalb ist es bei der Behandlung von Augenleiden extrem wichtig, den ganzen Körper auf Narben zu untersuchen und diese gegebenenfalls zu entstören. Bei einer Narbenentstörung werden rund um die Narbe herum mit der Spritze kleine Lokalanästhetika-Tröpfchen unter die Narbe gespritzt. Das so aufgelöste Störfeld lässt die Energie anschließend wieder fließen und ermöglicht so bessere Voraussetzungen für die Heilung am Auge.

Bei der Neuraltherapie sind bisher keine Nebenwirkungen bekannt. Aufpassen sollte man nur bei Allergien auf das Lokalanästhetikum oder extrem starken psychischen Störungen. Wer sich nicht gerne ein Mittel spritzen lässt, kann heute als Alternative auch Akupunktur zur Narbenentstörung einsetzen. Genauso wie mit einer Spritze können auch Akupunkturnadeln rund um die Narbe gesetzt zum gleichen Ziel führen. Als weitere Möglichkeit der Narbenentstörung bietet sich auch eine Behandlung mit einem pulsierenden Magnetfeld oder eine Magnetfeldhochton-Therapie an, die den Vorteil haben, dass sie absolut schmerzfrei sind.

In der Regel reicht die Neuraltherapie allein nicht aus, um Augenleiden zu behandeln, sie kann jedoch bei der Ursachenbehebung eine sehr wichtige Rolle spielen.

Chelat-Therapie

Die Weltgesundheitsorganisation WHO hat veröffentlicht, dass etwa 60 % aller Erkrankungen Folgen von Schwermetallvergiftungen und -belastungen mit verursacht werden. Die Chelat-Therapie ist eine der wenigen Möglichkeiten, diese Körperbelastungen teilweise oder ganz aufzulösen.

Die Chelat-Therapie geht zurück auf den amerikanischen Arzt Dr. H. Ray Evers, der die Therapie 1964 entwickelte und bis zu seinem Tode 1990 mehr als 600.000 Chelatbehandlungen durchführte und

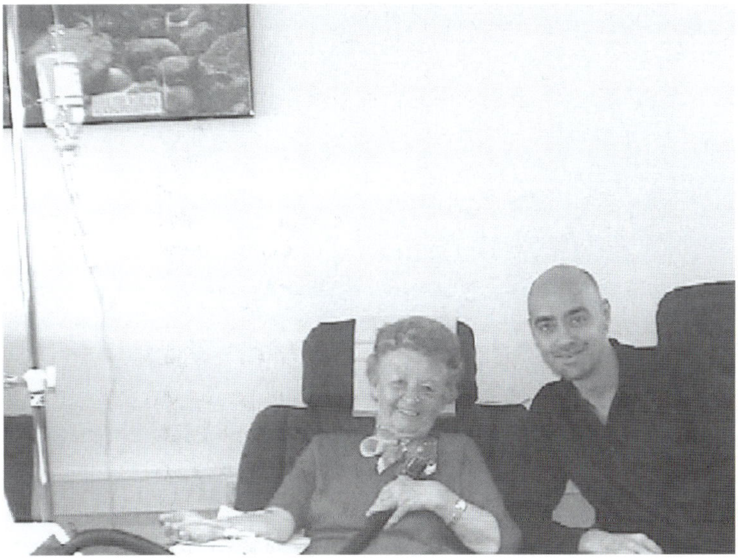

Ralf Meyer mit Patientin während einer Chelatinfusion

dokumentierte. Bei der Chelat-Therapie handelt es sich eigentlich streng genommen nicht um ein naturheilkundliches Verfahren. Die Chelat-Therapie ist eine Infusionstherapie mit einem chemisch hergestellten Komplex, der aus einem Metall und einer organischen Verbindung besteht. In der Chemie spricht man von einem Chelat, wenn ein Metall eine Verbindung mit einem organischen Komplex eingeht. Bei der organischen Verbindung handelt es sich um ein Molekül einer künstlich hergestellten Aminosäure (EDTA = Ethylen-Diamin-Tetraacetat), die als so genannte Chelatbilder eingesetzt wird. Diese Aminosäure wird mittels einer Infusion direkt in die Blutbahn gebracht.

Dort versucht sie, Chelate zu bilden, indem sie Metalle wie Blei, Kupfer, Mangan, Zink, Aluminium, Arsen oder Quecksilber an sich bindet, die für den Körper giftig und damit zelldestruktiv sind.

Die Schwermetalle können unter anderem auch zu einem beschleunigten Alterungs- und Abbauprozess in den Augen führen. Durch die Chelatflüssigkeit werden die Schadstoffe im Blut gebunden, damit unschädlich gemacht und anschließend über die Nieren aus dem Körper ausgeschieden. Die Chelatflüssigkeit bindet aber Schwermetalle nicht nur im Blut, sondern auch aus den Organen.

Bei einer Chelat-Therapie ist es unbedingt notwendig, dass der Patient täglich mindestens zwei bis drei Liter mineralarmes (!) Wasser trinkt, damit die Nieren gut durchgespült werden.

Wissenswertes

Metallablagerungen im Körper

Die abnormen Ablagerungen von Metallen im Körper kommen durch schlechte Ernährung oder die Atemluft. Umweltbelastungen wie ständiger Zigarettenrauch, Strahlenbelastung, UV-Licht, Nahrungsmittel aus der Mikrowelle, Stress oder Alkohol fördern die Bildung so genannter freier Radikale, die durch die Chelatflüssigkeit gebunden werden können. Eine weitere Quelle für Schwermetalle ist unser Trinkwasser. Ideal wäre es, wenn unser Wasser keinerlei Schwermetalle enthalten würde. Es gibt jedoch bestimmte festgesetzte Grenzwerte, die zugelassen sind. Besonders gerne wird diese Therapie auch bei der Ausleitung von Quecksilber bei Amalgamfüllungen eingesetzt. Ebenso kann Calcium durch Chelat aus arteriosklerotischen Ablagerungen (Kalkablagerungen) in den Blutbahnen gebunden werden. Man spricht daher spaßhaft auch von einem ‚Rohrputzer', der alle Blutbahnen ‚durchfegt'. Der Name kommt nicht ganz zufällig, denn tatsächlich werden chelatbildende Substanzen auch in Rohrreinigern verwendet.

Leider hat EDTA auch die Eigenschaft, für den Körper nützliche Stoffe wie Vitamine, Mineralien und Spurenelemente an sich zu binden und ebenfalls aus dem Körper auszuleiten. Wenn man daher eine Chelat-Therapie macht ist es ungemein wichtig, all diese körpernotwendigen Stoffe sofort wieder zu supplementieren, so dass es nicht zu irgendwelchen Mangelerscheinungen kommen kann.

Vor einer Chelatbehandlung kontrolliert der Therapeut zunächst die Entgiftungskapazität des Körpers, indem er Blut- und Urinproben untersucht. Dabei geht es um eine Einschätzung des Zustands des Gesamt-Zellmilieus des Körpers. Hinzu kommen oft noch eine EKG-Untersuchung und ein Ultraschall der Halsschlagader wegen der Durchblutung. Ebenfalls wichtig ist auch der Sauerstoffgehalt des Blutes. Erst wenn all diese Daten vorliegen, kann der Behandler die individuelle Chelat-Zusammenstellung für den Patienten bereiten.

Die Chelat-Infusion selbst dauert etwa drei Stunden und wird meist kurmäßig angewandt. Dabei sitzt der Patient in einer Art Liegesessel und wartet, bis die 500 ml der Chelatflüssigkeit vom Körper aufgenommen wurde. Während der Infusion werden nach ca. einer Stunde B-Vitamine zugesetzt, nach einer weiteren Stunde Vitamin C. Zwischen 10 und 50 Infusionen können in manchen Fällen notwendig sein, die allerdings nicht täglich, sondern zwei- bis höchstens dreimal die Woche gelegt werden. In der Regel werden blockweise 10 Behandlungen durchgeführt und danach wird eine Pause eingelegt. Während der Behandlungszeit werden die wichtigsten Körperfunktionen wie Blutdruck, Kreislauf, Cholesterinspiegel, Zuckerwerte oder die Nierenfunktion ständig kontrolliert. An den Nichtbehandlungstagen nimmt der Patient vom Therapeuten verschriebene Präparate ein, die dafür sorgen, dass die freien Radikale weiterhin gebunden werden.

Es hat zur Chelat-Therapie viele Forschungen gegeben, die insbesondere bei Herzinfarkt, Schlaganfall, Arthrose oder Durchblutungsstörungen sehr gute Ergebnisse zeigten. Insbesondere für Augenpatienten, deren Augenleiden durch schlechte Blutkonsistenz verursacht werden, wie z. B. bei der Makuladegeneration, ist die Chelat-Therapie empfehlenswert. Eine Verbesserung des Blutes wirkt sich zunächst auf den Gesamtgesundheits-Zustand des Patienten aus. Da das Chelat auch in der Lage ist Arterienverkalkungen wieder zu lösen, wirkt sie wie ein Jungbrunnen für alle Blutgefäße im Körper – nicht nur bei großen Gefäßen, sondern vor allem auch bei den kleinsten Haargefäßen, die für den Augenhintergrund so wichtig sind. Daher kann eine Chelat-Therapie degenerative Augenleiden in der Regel sehr günstig beeinflussen. Heilpraktiker Ralf Meyer aus Rodalben ist Spezialist für Chelat-Therapie und hat bereits viele Augenpatienten neben der Akupunkturbehandlung auch mit Chelat behandelt. Seine Behandlungsergebnisse sind durch die Kombination von Akupunktur mit Chelat sprunghaft angestiegen. In seiner Praxis kombiniert er die verschiedensten naturheilkundlichen Behandlungsmethoden individuell und betont dabei auch sehr die Umstellung der Ernährung (s. Kapitel Ernährung). Nicht nur für Patienten mit Makuladegeneration ist die Chelat-Therapie interessant, sondern auch für Diabetiker. Meist kann schon nach wenigen Chelatinfusionen die Insulinmenge niedriger dosiert werden.

Wichtig

Die Chelat-Therapie sollte dann nicht angewandt werden, wenn ein Patient ausgezehrt oder stark abgemagert ist, bei Niereninsuffizienz, ausgeprägten Herzrhythmusstörungen oder akuten Schwermetallvergiftungen.

In manchen wissenschaftlichen Untersuchungen wird sogar berichtet, dass das Chelat in der Lage ist, den Körper anzuregen neue Blutgefäße zu bilden. Hat sich die Blutqualität im Körper generell verbessert, so kann das auch dazu führen, dass andere eingesetzte Medikamente schneller und besser wirken können.

Die Chelat-Therapie ist völlig ungefährlich. Als Nebenwirkungen tritt manchmal Hautbrennen an der Einstichstelle auf, oder leichte Übelkeit, Schwindel und Kopfschmerzen. Dies hat aber in der Regel mit ungenauer Dosierung zu tun oder zu schneller Tropfgeschwindigkeit. Die Beschwerden verschwinden meist schon nach kurzer Zeit.

Schüssler-Salze

Die so genannten Mineralstoffe nach Schüssler gehen zurück auf den Arzt Dr. Wilhelm Heinrich Schüssler, der am 21. August 1821 in Zwischenahn bei Oldenburg geboren wurde. Erst mit dreißig Jahren fing er an Medizin zu studieren, in Paris, Berlin und Gießen. Von Anfang an war er interessiert an der Homöopathie und ließ sich darin ausbilden. Seine erste Praxis eröffnete er 1858 in Oldenburg, und er begann sich intensiv mit der Erforschung von Mineralstoffen zu beschäftigen. Die Therapie mit Mineralstoffen ist eigentlich uralt, schon im alten Indien und in Ägypten wurden Mineralstoffe medizinisch genutzt.

1873 veröffentlichte Schüssler zum ersten Mal seine Entdeckungen bei der Gabe von Mineralstoffen. Die Homöopathie begann ihn zu bekämpfen, da er die Dosierungen und Mittel die er verabreichte, nicht den vorgeschriebenen homöopathischen Gesetzmäßigkeiten entsprachen. Später wurde er allerdings vollständig von der Homöopathie anerkannt.

Die so genannten Schüssler-Salze werden in potenzierter Form als Zellfunktionsmittel verabreicht. Das bedeutet, dass die Mineralstoffe, die im Körper fehlen, sich durch die Ergänzung positiv auf die Zellflüssigkeit, die zwischen Zellen existiert, auswirkt. Zwischen den Zellen findet ein ständiger Austausch von Stoffen, vor allem über die Zellmembran, statt. Dabei dienen die Mineralstoffe unter anderem dazu, das Milieu der Zellflüssigkeit günstig zu beeinflussen und sie dienen als eine Art Baustoff. Entscheidend ist bei den Schüsslersalzen, dass sie jeweils aus einem basischen und einem sauren Element zusammengesetzt werden. Daher muss der Organismus die entsprechenden Kombinationen nicht selbst zusammenbauen, wodurch die generelle Wirkung des Präparates erhöht wird und der Verdauungstrakt nicht belastet.

Schüssler-Salze werden durch Verreibung von Mineralstoffen und Milchzucker hergestellt und auf diese Weise auch potenziert. Die meisten Salze haben eine Dosierung von D6, manche auch D12, je nach Aufnahmeverträglichkeit des Körpers.

Ähnlich wie bei der Homöopathie wird die Wahl des richtigen Schüssler-Salzes aufgrund einer Gesamtschau des Patienten ermittelt. Schüssler-Therapeuten benutzen oft die so genannte Antlitzdiagnostik um das richtige Mittel zu bestimmen, zusammen mit einer geeigneten Befragung des Patienten.

Insgesamt hat Schüssler 12 verschiedene Salze gefunden. Im 20. Jahrhundert, bedingt durch die viel besseren Analysemöglichkeiten, wurden 12 weitere Mineralstoffe gefunden, die es heute als Ergänzungsmittel gibt. In der Regel sind bei der Therapie die 12 Grundsalze völlig ausreichend.

Nun könnte man meinen, Homöopathie und die Schüssler-Salze funktionierten nach demselben Prinzip. Das ist jedoch nicht so. Bei der Homöopathie handelt es sich um Präparate, die nach dem Ähnlichkeitsprinzip Krankheitsbilder auflösen sollen. Bei den Schüssler-Salzen handelt es sich um Biochemie und die Salze ergänzen das, was dem Körper fehlt. Bei allen Salzen handelt es sich ausschließlich um körpereigene Stoffe, nicht um Fremdstoffe, wie bei der Homöopathie, die ganz unterschiedliche Wirkung auf den Körper haben kann und es daher auch kein ‚Arzneibild' für jedes Salz gibt.

In der Praxis hat sich gezeigt, dass sich Schüssler-Salze und Homöopathie ideal ergänzen. Die Schüssler-Salze können den Zellstoffwechsel hervorragend vorbereiten, so dass die homöopathischen Mittel viel besser und schneller wirken können. Schüssler-Salze gibt es aber nicht nur in Tabletten- oder Pastillenform, sondern auch als Salben. Man kann mit den Schüssler-Salzen auch Umschläge und Wickel machen, Bäderkuren oder Kompressen.

Der Arzt Hans-Peter Wutta (Kiel) empfiehlt insbesondere Patienten mit beginnendem grauem Star, die sich noch nicht zu einer Operation entschließen können, eine spezielle Star-Therapie, die als Kur bestehend aus Schüssler-Salzen und Homöopathika angewandt werden kann:

Starkur (nur bei grauem Star, nicht bei Glaukom!)

1.–17. Tag:	Calcium fluoratum D12	1 Tablette täglich
18.–34. Tag:	Magnesium fluoratum D6	1 Tablette täglich
35.–51. Tag:	Magnesium fluoratum D12	1 Tablette täglich
52.–79. Tag	Magnesium carbonicum D8	1 Tablette täglich

Die Tabletten sind zwischen den Mahlzeiten einzunehmen. Nach der Kur beginnt man wieder von Anfang an. Insgesamt sollte man die Starkur dreimal machen.

Richard Kellenberger, Schweizer Naturarzt (Mineralstoffe nach Dr. Schüssler, AT Verlag), hat in seiner langjährigen Praxis gute Erfahrungen mit Schüssler-Salzen bei Augenleiden als begleitende Therapiemaßnahme gemacht. Hier eine Auswahl seiner Empfehlungen aus seinem Buch bei verschiedenen Diagnosen:

Augenbrennen	Calcium fluoratum D12
	Natrium chloratum D6
	Calcium sulfuricum D6
Augen tränen im Freien	Magnesium phosphoricum D6
	Natrium chloratum D6
	Silicea D12
Augen tränen ständig	Natrium chloratum D6
trockene Augen	Natrium chloratum D6

Augenüberdruck	Natrium sulfuricum D6	
Bindehautentzündung	Calcium fluoratum D12 Ferrum phosphoricum D12 Kalium chloratum D6 Natrium phosphoricum D6 Natrium sulfuricum D6 Calcium sulfuricum D6	Umschläge, Waschungen oder Augen-Kompressen
Doppeltsehen	Calcium fluoratum D12 Magnesium phosphoricum D6 Natrium phosphoricum D6	
Funkensehen	Magnesium phosphoricum D6 Natrium phosphoricum D6 Natrium sulfuricum D6 Silicea D12	
grüner Star/Glaukom	Kalium chloratum D6 Kalium phosphoricum D6 Magnesium phosphoricum D6 Natrium chloratum D6 Natrium phosphoricum D6 Silicea D12	
Lichtempfindlichkeit	Natrium phosphoricum D6 Silicea D12	
Netzhautentzündung	Kalium chloratum D6 Calcium sulfuricum D6	
Irishautentzündung	Ferrum phosphoricum D12 Kalium chloratum D6 Natrium chloratum D6 Calcium sulfuricum D6	
Schielen	Calcium fluoratum D12 Kalium phosphoricum D6 Magnesium phosphoricum D6 Natrium phosphoricum D6 Silicea D12	
verminderte Sehkraft	Calcium fluoratum D12 Natrium phosphoricum D6 Silicea D12	

Entscheidend für jeden Augenpatienten ist es dennoch, nicht eigenmächtig zu therapieren, sondern die Präparate und vor allem die Dosierung genau mit seinem Therapeuten abzusprechen.

Sauerstoff-Mehrschritt-Therapie

Sauerstoff ist eines der wichtigsten Elemente für einen gesunden Körper. Er ist die wichtigste Voraussetzung für die Ernährung und Lebenserhaltung aller Zellen im Organismus. Damit es im Zellstoffwechsel nicht zu Schwankungen kommt, ist es unbedingt notwendig, für eine ständige und kontinuierliche Zufuhr von Sauerstoff für den Körper zu sorgen. Im Rahmen des Zellstoffwechsels werden Kohlenhydrate verbrannt und zu Energie umgewandelt, die die Zellen zum Leben benötigen. Zu diesem Verbrennungsvorgang braucht man Sauerstoff.

Die tatsächliche Konzentration von Sauerstoff im Blut ist abhängig von verschiedenen inneren und äußeren Faktoren. Während des Alterungsprozesses ist es normal, dass der Sauerstoffgehalt im Blut nachlässt. Je älter der Mensch wird, desto schwieriger wird es für den Organismus, Sauerstoff aufzunehmen. Es treten infolge dessen Störungen beim Sauerstofftransport im Körper und seiner richtigen Ausnutzung auf. Die Folge ist, dass der Körper krank wird.

Der Dresdner Wissenschaftler Prof. Dr. Manfred von Ardenne hat sich mit dieser Problematik lange wissenschaftlich auseinandergesetzt. Im Ergebnis entwickelte er die so genannte Sauerstoff-Mehrschritt-Therapie. 1971 hielt diese neue Therapieform in den ärztlichen Praxen Einzug. Die Sauerstoff-Mehrschritt-Therapie erhöht den Sauerstoff-Stoffwechsel in den Zellen und wirkt durch die Zellstimulanz quasi als therapeutische Waffe gegen viele verschiedene Krankheiten und Beschwerden. Ardenne stellte insbesondere fest, dass bei Sauerstoffmangel im Alter die Gefäßwände beginnen anzuschwellen (wie auch bei der Makuladegeneration), was zu einer weiteren Verschlechterung der Sauerstoffversorgung führt. Durch die Sauerstoff-Mehrschritt-Therapie kann dieser Alterungsprozess wieder rückgängig gemacht werden.

Wie der Name der Therapie schon andeutet, ist die Sauerstoffbehandlung nach Ardenne eine mehrschrittige Therapie. Im ersten

Schritt wird die Sauerstoffausnutzung der Zellen durch die Einnahme von Mineralstoffen und Vitaminen angehoben. Der nächste Schritt ist die Sauerstoffinhalation, die zu einer Sauerstoffgehalt-Erhöhung im arteriellen Blut führt. Inhaliert wird dabei ein CO_2-Gemisch, das 95% Sauerstoff und 5% Kohlensäure enthält. Diese Kombination führt nach der Inhalation zu einer verstärkten Sauerstoffbindung zunächst durch feinste Kapillargefäße in der Lunge. In den Kapillargefäßen des Körpers werden die Sauerstoffmoleküle dann wieder an das Körpergewebe abgegeben. Im dritten und letzten Schritt wird die Durchblutung erhöht durch Bewegung (meist Fahrradfahren, aber auch Laufen oder Turnen), während die ersten beiden Schritte noch wirken.

Mit einer Behandlung allein ist es dabei meist nicht getan. Diese Sauerstoff-Mehrschritt-Therapie muss mehrfach wiederholt werden und kann insgesamt als eine Art Kur betrachtet werden. Der Patient fühlt sich nach einer Sauerstoff-Mehrschritt-Therapie kreislaufmäßig besser und stabiler. Um den Zustand zu stabilisieren, muss die Therapie jedoch mehrfach angewandt werden. Eine stichhaltige Studie zu der Frage der dauerhaften Wirkung dieser Therapie steht noch aus. Lediglich die Berliner Augen-Uniklinik bestätigte die Messungen von Ardenne und konnte bei Patienten mit Makuladegeneration einen länger anhaltenden messbaren Erfolg verzeichnen.

In der Regel wird die Sauerstoff-Mehrschritt-Therapie ambulant durchgeführt. Wie der genaue Therapieablauf aussieht, hängt vom einzelnen Fall und der Erkrankung ab. Daher ist vor Beginn einer solchen Therapie eine ausführliche Eingangsuntersuchung durch den Behandler notwendig. Zunächst wird ermittelt, ob der Organismus überhaupt mit ausreichend Sauerstoff versorgt wird oder ob ein Sauerstoffmangel vorliegt. Dazu sind mehrere arterielle Blutgasanalysen notwendig. Erst nach diesen Ergebnissen kann eine individuelle Sauerstoff-Mehrschritt-Therapie angepasst werden.

Die Sauerstoffinhalation funktioniert meist über eine halb offene Maske. Dabei wird die genaue Zufuhrmenge des Sauerstoffs vom Therapeuten eingestellt. Während der Sauerstoff eingeatmet wird, muss der Patient abwechselnd ruhen oder sich sportlich betätigen. Die Inhalation des Sauerstoffes ist absolut schmerzfrei und ohne großen technischen Aufwand durchführbar.

Untersucht der Behandler den Patienten sorgfältig vor und nach der Therapie, so ist sie weitgehend ungefährlich. Für Patienten mit einer Erkrankung der Herzkranzgefäße ist eine besonders exakte und individuelle Dosierung der zu verabreichenden Sauerstoffmenge pro Minute notwendig.

Generell wird die Sauerstoff-Mehrschritt-Therapie bei allen Erkrankungen mit Durchblutungsstörungen im venösen oder arteriellen Bereich empfohlen, sowie bei Leberschädigungen, zu hohem oder zu niedrigem Blutdruck und auch in der Krebstherapie. Insbesondere das Immunsystem kann mit dieser Sauerstofftherapie enorm gestärkt werden. Hat sich der Sauerstoff im Gewebe nach einer Sauerstoff-Mehrschritt-Therapie verteilt, kommt es damit auch zu einer Verbesserung der Zellernährungsbedingungen im Bereich des Auges und somit auch einer beispielsweise geschädigten Netzhaut oder Aderhaut. Daher ist die Sauerstoff-Mehrschritt-Therapie bei all den Augenerkrankungen sinnvoll, bei denen die Durchblutung des Augenhintergrundes für das Leiden ursächlich ist, wie bei der Makuladegeneration, der Zentralvenen- und Zentralarterienthrombose oder bei Fehlfunktionen im Gehirn. Da diese Therapie auch die Leberfunktion stärkt, kann der Körper durch diese leberstützende Maßnahme auch besser entgiften und die Behandlung von Augenleiden somit wesentlich unterstützen.

Die weiterentwickelte Form der Sauerstoff-Mehrschritt-Therapie ist die Verwendung von so genanntem ionisierten Sauerstoff. Ionisierung bedeutet eine atmosphärisch-elektrische Aufladung des Sauerstoffmoleküls und dadurch wird eine Aktivierung von Sauerstoff erreicht, die den Sauerstofftransport in den Haargefäßen des Körpers weiter nachweislich um 10–400% steigern kann, wie Forschungen der NASA ergaben.

Ozontherapie

Ozon entsteht auf natürliche Weise in ca. 30 km Höhe über der Erde. Aus dem so genannten atmosphärischen Sauerstoff (O_2) entsteht durch die UV-Strahlung der Sonne Ozon (O_3). Die dort entstandene Ozonschicht dient der Erde als eine Art Schutzschild vor der intensiven UV-Einstrahlung der Sonne. Als Gas eingeatmet ist Ozon giftig – richtig dosiert kann es jedoch in der Medizin als Heilmittel eingesetzt werden. Ziel ist bei der Ozontherapie, ebenso wie bei der Sauerstoff-Mehrschritt-Therapie, die Konzentration des Sauerstoffs im Blut zu erhöhen. Der an die roten Blutkörperchen gebundene Sauerstoff wird durch die Ozontherapie beschleunigt ans Körpergewebe und die Organe abgegeben (Lockerung der Sauerstoffbindung).

Wissenswertes

Mehrfache Wirkung

Ozon hat verschiedene Wirkungen auf den menschlichen Organismus. Es wirkt keimtötend auf Bakterien, Viren und Pilze, entzündungshemmend, durchblutungsfördernd und steigert die Immunabwehr. Ozon macht die roten Blutkörperchen beweglicher, da es die Zellmembranen der Blutkörperchen flexibler macht. Dadurch verbessert sich die Fließeigenschaft des Blutes, denn die Blutkörperchen können sich nun besser verformen und somit auch besser kleinste Haargefäße leichter durchfließen. Das Blut erhält außerdem auch eine bessere Fähigkeit, generell Sauerstoff aufzunehmen, wodurch die Sauerstoffversorgung der Zellen verbessert werden kann. Gleichzeitig wirkt Ozon entgiftend auf Leber und Nieren und beeinflusst so die Blutinhaltsstoffe günstig.

Die Abwehrzellen im Körper produzieren als Antwort auf eine Ozontherapie bestimmte Botenstoffe (Zytokine), die wiederum andere Immunzellen informieren und somit das gesamte Immunsystem des Körpers aktivieren. Außerdem werden die körpereigenen Anti-Oxidantien und Radikalenfänger aktiviert, was insbesondere bei Allergikern wichtig ist.

In der Praxis wird Ozon durch spezielle Geräte aus reinem Sauerstoff O_2 hergestellt. Bei der Anwendung benutzt man kein reines Ozon, sondern ein Ozon-Sauerstoff-Gemisch. Man unterscheidet bei der Ozontherapie zwischen der so genannten kleinen und großen Eigenbluttherapie. Bei der kleinen Eigenblutbehandlung wird dem Patienten etwas Blut abgenommen, mit einer exakt definierten Ozonmenge angereichert und anschließend intramuskulär ins Gewebe gespritzt. Bei der großen Eigenblutbehandlung werden dem Patien-

ten etwa 50–100 ml Blut in ein steriles Glas entnommen, dort mit einem entsprechenden Ozongemisch mit O_3 angereichert. Dabei reagiert das Ozon sowohl mit den weißen als auch mit den roten Blutkörperchen. Danach lässt man das Blut wieder in den Körper zurücklaufen. Das Ozon verbraucht sich sofort wieder, wenn es mit dem Blut in Kontakt kommt. In der Fusionsflasche bleibt dann reiner Sauerstoff zurück.
Wie bei der Sauerstoff-Mehrschritt-Therapie ist auch bei der Ozontherapie eine einzelne Sitzung nicht ausreichend. In der Regel werden 10 bis 15 Behandlungen innerhalb von 4 bis 5 Wochen durchgeführt, um die Wirkung des Ozons zu stabilisieren. Die Sitzungen sollten in einem regelmäßigen Abstand stattfinden, um die optimale Wirksamkeit zu erreichen.

Der Einsatz der Ozontherapie bei Augenleiden ist sehr erfolgversprechend. Insbesondere Patienten mit Makuladegeneration oder der diabetischen Retinopathie leiden unter extremem Sauerstoffdefizit im Blut. Der Sauerstoffmangel ist hier meist sogar wesentlich ursächlich für die Entstehung und auch Verschlechterung des Augenleidens. Da das Ozon auch auf Viren einwirkt, ist die Therapie mit Ozon auch bei Herpeserkrankungen an der Hornhaut des Auges äußerst sinnvoll, zumal gerade hier ein gut funktionierendes Immunsystem den Ausbruch von Herpes verhindern kann. Ozon wirkt auch gut bei rheumatischen Erkrankungen, die als Nebeneffekte oft mit Augenleiden einhergehen. Meist entstehen Entzündungen an der Regenbogenhaut (Iris) oder der Aderhaut, die durch die Ozontherapie verbessert werden können.

INFO

Die Ozontherapie ist ungefährlich und ohne Nebenwirkungen.

In der Regel ist die Ozontherapie ungefährlich und hat keine Nebenwirkungen. Kontraindiziert ist die Ozontherapie bei Patienten mit Gerinnungsstörungen des Blutes, nach einem akuten Herzinfarkt oder Schlaganfall oder bei einer Überfunktion der Schilddrüse. Wer Cortison einnimmt, Aspirin, gerinnungshemmende Medikamente oder ACE-Hemmer sollte ebenfalls nicht mit Ozon behandelt werden. Gleiches gilt für sämtliche Patienten mit Autoimmunerkrankungen. Vor einer Ozontherapie sollte man auf keinen Fall die Vitamine A, C oder E einnehmen.

Der mikrobiologische Ansatz

In der Mikrobiologie befasst man sich mit Mikroorganismen wie Bakterien, Viren, Pilzen und Einzellern. Untersucht werden dabei die Mikroorganismen selbst, deren Lebensbedingungen und der Einfluss auf andere Lebewesen oder Therapien. Mitte des 17. Jahrhunderts entdeckte der Holländer Antonius van Leeuwenhoek als Erster die Existenz von Mikroorganismen. Unter dem Mikroskop fand er vier verschiedene Formen von Mikroben: lange und kurze Formen von Bazillen, Mikrokokken und Spirillum – allesamt Krankheitserreger. Sein berühmter Ausspruch war: „Im Zahnbelag kommen mehr Mikroorganismen vor als Menschen in einem Königreich."

1837 entdeckte man, dass Hefen eine alkoholische Gärung verursachen. Dies war der Beginn der Gärungs- und medizinischen Mikrobiologie. Der Begriff ‚Mikrobe' wurde schließlich 1878 an der französischen Akademie der Wissenschaften eingeführt. Louis Pasteur konnte wissenschaftlich beweisen, dass die Milchsäuregärung und die alkoholische Gärung durch Mikroorganismen verursacht werden. Er entwickelte Impfstoffe zur Bekämpfung von Infektionskrankheiten und Methoden zur Sterilisation und Desinfektion.

Mitte des 19. Jahrhunderts entdeckte Robert Koch als Erster bakterielle Erreger für Milzbrand, Tuberkulose und Cholera. 1928 fand Alexander Fleming die Wirkung von Penicillin auf Bakterien und 1944 die Wirkung von Streptomycin auf Streptokokkenbakterien.

Prof. Günther Enderlein, ein Naturwissenschaftler mit Schwerpunkt Zoologie, machte 1916 eine weitere bahnbrechende Entdeckung. Anlässlich seiner Forschungen zum Fleckfieber beobachtete er unter dem Mikroskop kleinste bewegliche Lebewesen, die mit bestimmten bakteriellen Formen Verbindungen eingingen. Er nannte sie Spermiten, weil sie ähnlich wie Spermien geformt waren. 1925 veröffentlichte Enderlein sein Buch „Die Bakterien-Cyclogenie". Darin beschrieb er viele bis dahin unbekannte Vorgänge und Formen von Kleinstlebewesen im Blut, für die daraufhin auch neue Begriffe gefunden werden mussten. Im Wesentlichen beschrieb Enderlein das so genannte *Milieu* der zwischen den Zellen befindlichen Zellflüssigkeit. Je schlechter dieses Milieu zwischen den Zellen ist, desto mehr störende Mikroorganismen können sich dort einnisten und den Körper krank machen. In der ersten Stufe der Verschlechterung bilden sich Bakterien zwischen den Zellen. Verschlechtert sich das Milieu weiter, so kommt es zur Ausbildung des Pilzes Mucor racemosus fresens, einem Pilz, der Leichen zersetzt. Mit seinen Entdeckungen widerlegte Prof. Enderlein den bisherig gültigen Lehrsatz von Prof. R. Virchow: „Das Blut ist steril."

INFO

Etwa 96 % aller Menschen haben den Pilz Candida albicans im Körper.

Die Gärung dieses Pilzes führt zur Bildung von Methylalkohol im Darm, der anschließend Gase bildet, die wiederum dazu führen, dass im Darmtrakt ein Säuerungseffekt einsetzt. Candida zerstört die Erythrozyten (rote Blutkörperchen) und Thrombozyten (Blutplättchen) im Blut. Sowohl die Erythrozyten als auch die Thrombozyten werden von Candida in seine Nester gezogen. Dort nimmt der Candida den Glukoseanteil aus den Zellen auf, die dann miteinander verklumpen, was zu Mikrothromben führt. Ist dieser Zustand im Körper bereits fortgeschritten, entstehen kapillare Verschlüsse in den Blutgefäßen. Die Folge ist eine schlechte Durchblutung des Körpers und damit verbunden auch eine schlechtere Sauerstoffversorgung des Organismus. Erhöhter Methylalkohol führt außerdem langfristig zu Leberschäden. Die schlechte Blutversorgung gilt für den gesamten Körper – auch für die Augen. Ähnliches gilt auch für die so genannten Schwarzschimmelpilze, die wir häufig in unserer Nahrung finden.

Um gegen diese Mikroorganismen vorzugehen, stellt man eine homöopathische Verdünnung aus den Keimen der Erreger her (aus den Zellwänden und deren Inhalte), die bei Einnahme eine immunologische Stimulierung bewirken, also das Immunsystem (die Leukozythen = weiße Blutkörperchen) anregen. Die krankmachenden Keime werden so zerstört und die Mikrothromben können sich auflösen. Die Durchblutung in den kapillaren Gefäßen verbessert sich. Die Mittel werden entweder intramuskulär oder direkt in die Vene gespritzt.

Wissenswertes

Dunkelfeldmikrospkop

Das so genannte Dunkelfeldmikroskop, das viele Therapeuten, die mit Mikrobiologie arbeiten, heute in ihren Praxen haben, ist bei der Beobachtung der Veränderungen im Blut eine gute Kontrollmöglichkeit. Im Dunkelfeldmikroskop kann man das lebendige Blut sehen und auch beobachten, wie sich die verschiedenen Bestandteile im Blut bewegen und wie sie miteinander korrespondieren.

Ein weiteres Gebiet der Mikrobiologie ist die Zelltherapie. Dabei werden bestimmte Substanzen injiziert, die aus der Organtherapie stammen. Ziel ist es generell, mithilfe von Zellen aus entsprechenden tierischen Organen den Körper anzuregen, neue funktionsfähige Zellen zu produzieren. Bei einer Zelltherapie für das Auge werden beispielsweise aus dem Sehnerv, der Hornhaut, den Blutgefäßen und anderen Organen, aber auch aus Pflanzen, wie beispielsweise Aloe vera, Zellen gewonnen, um dem Auge nach einer Injektion wichtige Baustoffe zur Herstellung neuer Zellen zu liefern.

Erste Erkenntnisse zu dieser Therapie gewann der russische Forscher Wladimir Filatow 1911 durch die Verpflanzung kleiner Hornhautanteile von Leichen in die kranke Hornhaut eines Menschen. Das Ergebnis war eine Regenerierung der Hornhaut. Nach seinen Entdeckungen glaubte man zunächst willkürlich, dass das Transplantat eine heilende Wirkung auf das umliegende kranke Gewebe auslöst. Im nächsten Schritt entwickelte Filatow jedoch flüssige Extrakte, die intramuskulär oder intravenös injiziert wurden – mit gleichem Erfolg. Diese Injektionen lösten am Auge eine Reproduktion von Zellen aus – sogar verletzte oder abgestorbene Zellanteile im Auge begannen sich zu erneuern. Diese Extrakte, die Filatow damals entwickelte, nennt man biogene Stimulanzien. Sie sind generell Elemente, die die natürlichen Lebensfunktionen und Abläufe des Organismus unterstützen.

Insgesamt werden der mikrobiologische Ansatz und seine Wirksamkeit nicht von allen Therapeuten gleichwertig beurteilt. Es gibt Verfechter aber auch Gegner dieser Therapieverfahren.

Vitalstoff-Therapie

Es gibt wissenschaftliche Untersuchungen die zeigen, dass bei einer ausreichenden Versorgung des Körpers mit Mikronährstoffen das generelle Krankheitsrisiko sinkt oder der Verlauf einer Erkrankung gestoppt oder verzögert werden kann. Unter Mikronährstoffen versteht man Vitamine, Mineralien, Spurenelemente, Bioflavinoide und Fettsäuren, die der Körper benötigt, um die wichtigsten, lebensnotwendigen biologischen Vorgänge durchführen zu können. Die Nährstoffe werden normalerweise durch die Nahrung aufgenommen und gespalten und unter anderem mithilfe des Blutes im gesamten Körper verteilt, um dort die Zellen zu versorgen. Leider enthält unsere Nahrung heutzutage nicht mehr genügend Nährstoffe. Bei manchen Nährstoffen müssten wir tonnenweise Nahrungsmittel zu uns nehmen, um mit den Inhaltsstoffen ausreichend versorgt zu sein. Die so genannte orthomolekulare Medizin befasst sich mit diesem Phänomen der Vitalstoff-Unterversorgung im Körper.

Wissenswertes

Orthomolekular

Orthomolekular bedeutet, dass die Stoffe, die der Körper aufnehmen soll, bioverfügbar sind. Das heißt, die Stoffe müssen in einer Form vorliegen, die der Körper aufspalten und einbauen kann.
Die meisten im Handel angebotenen Vitamin-, Mineral- oder Spurenelementprodukte sind nicht orthomolekular. Die Inhaltsstoffe wurden durch chemische Vorgänge ‚nachgebaut' und nicht auf natürlichem Wege hergestellt. Die Folge dieser künstlichen Produkte ist, dass sie der Körper nicht aufnehmen und aufspalten kann – sie sind teuer und völlig nutzlos.

Das Auge ist ein Sinnesorgan, das durch den Sehprozess viel leisten muss. Dabei ‚ermüden' einige Teile des Auges im Laufe des Lebens. Bei manchen Stoffwechselvorgängen entstehen im Auge durch Licht- und Sauerstoffeinwirkung hochaktive schädliche Substanzen, die man ‚freie Radikale' nennt. Ist das Auge erkrankt, spielen sie eine wichtige Rolle. Das Auge steht dann unter einem so genannten ‚oxidativen Stress'. Eigentlich hat das Auge einen ganz natürlichen Mechanismus gegen diese Vorgänge entwickelt, indem Mikronährstoffe die freien Radikalen abfangen und unschädlich machen. Besonders gut wirken so genannte Antioxidantien, wie die Vitamine A, C und E, und antioxidative Enzyme. All diese Antioxidantien sind im Auge in hoher Konzentration vorhanden.

Wird der Mensch älter, so fehlen immer mehr dieser Nährstoffe im Organismus, und die Fähigkeit, die freien Radikale unschädlich zu machen, geht zurück. Daher ist eine ausgewogene Ernährung wichtig, um diese Abwehrkräfte im Auge zu sichern (siehe Kapitel Ernährung). Besonders in grünem Gemüse, in Spinat, aber auch im Tomatenmark finden wir wichtige Nährstoffe für das Auge wie die Carotine, Lutein und Zeaxanthin. Besonders hoch konzentriert kommen diese Stoffe im gelben Fleck (Makula lutea) und in der Linse vor. Beim grauen Star liegt in der Regel ein Mangel an Vitamin D vor. Außerdem kommen im Auge noch hochkonzentriert Zink und Selen vor.

Vitamine, Mineralien, Spurenelemente, Aminosäuren, Bioflavinoide und Fettsäuren sind Nahrungsergänzungsstoffe, die das Auge gut gebrauchen kann. Solche zusätzlichen Präparate sollte man mit dem Therapeuten absprechen, um sicher zu gehen, dass die Produkte auch wirklich orthomolekular sind. Nicht immer müssen diese Präparate in Tablettenform eingenommen werden. Viele Vitalstoffe gibt es auch in Injektionsform, was meistens schneller wirkt.

Ernährung

Die häufigste Todesursache in Deutschland ist immer noch der Herzinfarkt, gefolgt an zweiter Stelle vom Schlaganfall. Beide Erkrankungen haben mit falscher Ernährung zu tun und der daraus resultierenden Übersäuerung. Unser Blut besteht aus Wasser und Zellen. Rund fünf Milliarden Blutkörperchen befinden sich in etwa einem Liter Blut des Menschen. Das Blut ist der Nährstofftransporter des Körpers durch Arterien und Venen. Etwa 100.000 km lang sind alle Kapillargefäße im Körper, die kleinsten Blutbahnen, die wir haben.

Wenn wir etwas essen, dann kommt die Nahrung über Mund und Speiseröhre in den Magen und anschließend in den Darm. Die Nährstoffe, bestehend aus Eiweißen, Fetten und Kohlehydraten, werden im Darm an das Blut weitergegeben und zunächst zur Leber transportiert. Von dort werden sie an die rund 12 Billionen Zellen unseres Körpers verteilt. Bei der Aufspaltung und dem Aufbau neuer Zellen entsteht auch ‚Abfall', Stoffe, die der Körper nicht verwerten kann. Auch diese müssen wieder abtransportiert werden. Diese Abfälle nennt man Säuren. Kann der Körper den Abtransport nicht mehr gewährleisten, so bleiben diese Säuren in Form von kristallähnlichen Schlacken im Blut zurück.

Diese Kristalle hängen sich an die roten Blutkörperchen. Sind es zu viele, dann werden die roten Blutkörperchen in ihrer Bewegung unflexibel. Die roten Blutkörperchen haben nämlich normalerweise die Fähigkeit, ihre Form je nach Dicke eines Blutgefäßes zu verändern. Durch ihre leichte Verformbarkeit ist es für sie im Normalfall leicht, sich auch durch die Kapillargefäße hindurch zu quetschen, die meist nur etwa halb so dick sind wie das rote Blutkörperchen im Normalzustand. Kann sich der Blutkörper aber, bedingt durch die Kristalle an ihm, nicht mehr flexibel verändern, so passt er schlichtweg nicht mehr durch die Haargefäße, die dann unterversorgt sind. Es entstehen Staus und Thrombosen (Verklumpung von Blutkörperchen).

Die meisten Menschen bemerken zunächst nichts von diesem Vorgang. Der Körper versucht jedoch innerlich eine Lösung für das Problem zu finden. Zunächst kann man sich vorstellen, wenn irgendwo eine Blockade im Blutsystem ist und immer weiteres Blut nachfließt, dass es zu einer Druckerhöhung kommt. Kann der Druck nicht abgebaut werden, kommt es zur Einblutung ins Gewebe, denn irgendwann einmal platzen die Gefäße oder es entsteht eine Blutverklumpung. Dann könnte ein Herzinfarkt oder Schlaganfall die Folge sein. Wer ein bisschen logisch denken kann, kann sich nun vielleicht auch vorstellen, warum blutdrucksenkende Mittel nur bedingt erfolgreich bei der Behandlung der eigentlichen Ursache sein können.

Um die Säuren aus dem Körper ausscheiden zu können, gibt es Basen im Körper, die die Säuren binden und dafür sorgen, dass sie neutralisiert und über die Nieren ausgeschieden werden können. Diese Neutralisierer bestehen zu einem hohen Anteil aus Calcium. Je mehr Säuren sich im Körper befinden, desto mehr Calcium wird benötigt. Nimmt der Körper zu wenig Calcium mit der Nahrung auf, so bedient er sich quasi an sich selbst und beginnt das Calcium aus den Knochen abzubauen – wohl wissend, dass das eine Art Kamikazeakt ist. Wenn dieser Prozess anhält, entsteht auf lange Sicht Osteoporose.

INFO

Durch Calciummangel entsteht Osteoporose.

Auch im Magen werden Säuren abgebaut. Der Magensaft hat nicht nur allein die Funktion zu verdauen. Die in ihm enthaltene Salzsäure hat auch die Aufgabe, Bakterien, Pilze oder Viren abzutöten und die Verdauungssäfte zu aktivieren. Der Magen produziert als Säurepuffer Natriumbikarbonat. Durch einen Säureüberschuss schädigt er sich jedoch andererseits wieder selbst, was zu Magenschleimhautentzündungen oder sogar zu Magenkrebs führen kann.

Der Darm wehrt sich gegen Übersäuerung, indem er einfach alles, was ihm nicht sinnvoll erscheint, rasant wieder ausscheidet. Es kommt zu Durchfällen. Auch die Haut fungiert als Entgiftungsorgan für den Körper, sei es durch Ausschläge oder extreme Schweißbildung.

Ein guter Säure-Basen-Haushalt ist daher bei der Ernährung generell sehr wichtig. Um eine Übersäuerung zu vermeiden oder eine bestehende zu verbessern, sollte man auf Industriezucker verzichten, auch den Versteckten in Limonaden, Schokolade oder Kuchen. Auch Kaffee oder schwarzer Tee wirken stark säuernd. Verzichten sollten Sie auch auf alle Weißmehlprodukte wie Weißbrot, aber auch auf Nudeln und weißen Reis. Sie führen aufgrund einer Gärung im Darm zur Produktion von 70%igem Alkohol, der ins Blut kommt und dort seine Schäden anrichtet. Säurebildend ist auch Fleisch, alle Milchprodukte (Joghurt, Quark, Buttermilch) sowie Eier, Dosenfisch und Geräuchertes.

Wissenswertes

Empfehlenswerte Nahrungsmittel

Empfehlenswert sind Obst, Gemüse und Kartoffeln, die im Idealfall 60% der täglichen Nahrung beinhalten. Zwei bis dreimal täglich empfiehlt der Heilpraktiker und Ernährungsspezialist Ralf Meyer (Rodalben) entweder eine halbe Stunde vor dem Essen oder zwei Stunden danach etwas Obst zu sich zu nehmen. Generell ist es wichtig, bereits im Mund die Nahrung gut zu kauen (bis 30-mal), dadurch findet dort eine bessere Vorverdauung statt. 20–30% der täglichen Nahrung sollte aus glutenfreiem Vollkorngetreide bestehen, denn Gluten verschlechtert die Fließeigenschaft des Blutes. Glutenfrei sind Reis, Hirse, Mais, Buchweizen, Quinoa oder Amaranth. Produkte aus Mehlsorten wie Dinkel, Roggen, Weizen, Hafer oder Gerste sind ebenfalls empfehlenswert, allerdings sollten sie ohne Backtreibemittel oder in Form von Sauerteigen hergestellt sein.

Die restlichen 10 bis 20% der täglichen Nahrung sollten hochwertige Eiweiße bilden, wie man sie hauptsächlich in Hülsenfrüchten findet, aber auch in hellen Fleischsorten, See- oder Süßwasserfischen.

Der zweitwichtigste Aspekt zur Gesunderhaltung des Körpers ist Wasser, was immer wieder unterschätzt wird. In jungen Jahren besteht unser Körper zu fast 75 % aus Wasser. Je älter man wird, desto weniger Wasser enthält der Körper, bei manchen gerät die Wasserkonzentration sogar unter 50 %. Die Folge ist, dass die Fließqualität im Blut und in der Lymphe schlechter wird, die Zellen des Immunsystems kommen nicht mehr oder schlecht durch die Gefäße und erreichen ihre Aufgabenorte zu spät oder gar nicht. Dies führt dazu, dass das Immunsystem immer schlechter arbeitet, die Abwehrzellen irgendwo stecken bleiben statt abzuwehren und so dem Körper auch immer weniger Immunzellen zur Verfügung stehen. Außerdem ist ausreichend Wasser unbedingt notwendig, damit auch die Nieren ihrer Entgiftungsfunktion nachkommen können. Hat sie zu wenig Flüssigkeit zur Verfügung, lagern sich die Schadstoffe an. Lösen lässt sich dieses Problem nur, indem man täglich genügend Wasser zu sich nimmt. Am besten in Form von mineralarmem Wasser.

Ein dritter wichtiger Punkt bei der Ernährung sind die so genannten Lebensmittelunverträglichkeiten. Praktisch jeder Mensch reagiert auf verschiedene Nahrungsmittel unterschiedlich. Jeder Mensch weiß, dass es manchmal Nahrungsstoffe gibt, die er besser oder schlechter verträgt, auf die er beispielsweise mit Blähungen oder Durchfall reagiert.

Diese kleine Abhandlung macht jedem sicher klar, dass gute Ernährung auch viel mit der einzelnen Person zu tun hat. Wenn sich Ihr Therapeut mit Ernährung auskennt, wird er Ihnen bei Gelegenheit einen geeigneten Lebensmittelallergietest empfehlen und Ihre individuelle Ernährung zusammenstellen. Viele Therapeuten haben sich für solche Empfehlungen jedoch zu wenig mit Ernährung befasst.

Speziell für Patienten mit Augenleiden wurde deshalb eine Standarddiät zusammengestellt, die den Anforderungen für die Gesundung der Augen gut entspricht. Individuelle Varianten sollten mit dem behandelnden Therapeuten abgesprochen werden.

In der Regel hat eine naturheilkundliche Augenbehandlung intensiv mit der Behandlung der Leber zu tun. Die Entgiftung des Körpers wird durch die verschiedensten Therapieansätze stark angeregt, sodass die Leber viel zu tun hat. Damit sich die Leber während einer solchen Entgiftungskur auf die Entgiftung konzentrieren kann, macht es

Sinn, die Ernährung während des Behandlungszeitraumes so umzustellen, dass die Leber möglichst nicht belastet wird.

Um die Leber zu schonen ist es daher ratsam, auf Nahrungsmittel zu verzichten, die besonders lange brauchen, um den Körper wieder zu verlassen. Zu diesen Nahrungsmitteln gehören alle Milchprodukte, alle Mehlprodukte, Fleisch und natürlich auch Alkohol. Wichtig ist außerdem eine cholesterinarme Kost – übermäßig viel Fett sollte also ebenfalls vermieden werden.

Genauso wichtig wie das Essen ist auch das Trinken. Am besten trinkt man täglich 2–3 Liter mineralarmes Wasser oder Kräutertee. Bei Patienten mit Herzinsuffizienz muss die Trinkmenge mit dem Therapeuten genau abgesprochen und erst langsam gesteigert werden. Kaffee und Tee gehören zu den so genannten ‚entwässernden Getränken'. Trinkt man eine Tasse Kaffee, so verliert der Körper später die Flüssigkeitsmenge von einer Tasse Kaffee und dazu noch eine weitere Tasse Wasser. Das Gleiche gilt für schwarzen Tee. Deshalb sollte man sich ein Vorbild an den Wienern nehmen, die zu einer Tasse Kaffee auch immer ein Glas Wasser bestellen. Hat man beides getrunken, so ist die Wasserbilanz immerhin gleich Null.

TIPP

Trinken sie täglich 2–3 Liter mineralarmes Wasser.

Bei diesem Verzicht muss man allerdings nicht verzweifeln. Im Prinzip gilt: Erlaubt sind alle Sorten von Gemüse und Obst, Reis oder auch mal Fisch – und natürlich mineralarmes Wasser. Man nennt diese ‚Diät' auch gerne die Kretadiät, denn alles, was es dort an Gutem zu essen gibt, ist während dieser Zeit erlaubt. Besonders empfehlenswert ist auch kaltgepresstes Olivenöl, es liefert dem Körper viele gute essenzielle Fettsäuren – dennoch sollte man es mit der Ölmenge nicht gleich übertreiben.

Zum Frühstück kann man statt Brot auf Reiswaffeln umsteigen, alle Sorten Marmelade oder Früchte zu sich nehmen. Müsli-Fans können die Körner auch mit Reis ersetzen, das ist auch eine interessante Geschmacksvariante. Eier sind zum Frühstück ebenfalls erlaubt, egal ob in gekochter Form oder als Rührei. Zu den Hauptmahlzeiten heißt es dann Gemüse, Gemüse, Gemüse. Warm oder als Salat bieten sich endlos viele leckere Rezepturen an. Statt Fleisch ist die Alternative Fisch erlaubt und auch gesund, denn Fisch benötigt nur etwa 3 Stunden, um nach dem Essen den Körper wieder zu verlassen.

Wichtig ist, dass Sie immer wieder daran denken, dass es sich um eine Genussdiät handelt, denn Sie können so viel essen wie Sie wollen. Abnehmen ist nicht das Ziel, obwohl es als Nebeneffekt häufig auftritt, denn im Prinzip wirkt die Kreta-Diät wie eine Trennkost.

Wichtig

Wen die Ernährungsumstellung eingehalten wird, greift die Therapie schneller und besser.

Wenn Sie ungern auf Süßes verzichten, können sie beispielsweise Nüsse essen – aber in Maßen, denn zu viel ist wieder ungesund. Oder wie wäre es mit einem Zitronensorbet, roter Grütze oder Früchten?

Im Grunde ist mit etwas Fantasie für jeden etwas dabei, und auf diese Weise macht man sich vielleicht mal wieder Gedanken über neue Rezepte und findet sogar Spaß daran, wieder etwas Neues auszuprobieren.

Die meisten Augentherapeuten bevorzugen es, wenn diese Ernährungsumstellung während des Behandlungszeitraumes eingehalten wird. Die Therapien greifen einfach besser und schneller. Am besten stellen Sie generell auf eine gesündere Ernährung um. Neben dem Effekt eines besseren Gesamtkörperzustandes sorgt man so für ein vitales und sicher auch längeres Leben.

Augentraining

Eine Vielzahl von Augenleiden lässt sich heute durch die Verordnung geeigneter Gläser regulieren. Die Brechungsfehler im Auge, die für die Fehlsichtigkeit verantwortlich gemacht werden, werden so einfach ausgeglichen und die Mehrzahl aller Patienten zufrieden gestellt. Aber ist das ein Heilungsprozess? Was geschieht dabei mit der Natur? Und beseitigen die Brillengläser etwa die Ursachen der Fehlsichtigkeit? Führen die geschliffenen Gläser etwa dazu, dass das Auge wieder seine normale Funktionsfähigkeit zurückerhält? Nein, sicher nicht. Die Verordnung von Brillengläsern ist eine reine Symptombehandlung ohne Berücksichtigung von Ursachen. Jeder, der über einen längeren Zeitraum eine Brille trägt, weiß, dass meist das Gegenteil der Fall ist: Die Augen verschlechtern sich mit der Zeit weiter.

Das würde Folgendes bedeuten: Entweder sind Augenerkrankungen unheilbar oder nur durch mechanische Neutralisation überdeckbar oder etwas ist an der bisherigen Behandlungsmethode falsch oder unvollständig.

Wäre das so richtig, dann würde dies allerdings bedeuten, dass die Augen ein sehr spezieller Sonderfall im Körper sind. Sie müssen sich von ihrer Natur her vom übrigen Körper vollständig unterscheiden, denn unter entsprechend günstigen Bedingungen können sich alle anderen Organe im Körper wieder in irgendeiner Form regenerieren. Es würde weiterhin bedeuten, dass die Augen keinerlei Selbstheilungskräfte besäßen, im Gegensatz zum restlichen Körper. Bis heute scheint die klassische Augenheilkunde das offensichtlich anzunehmen und interessiert sich daher nicht für die eigentlichen Ursachen von Augenleiden, sondern nur um mechanische Hilfsmittel, schnell wirkende Symptombekämpfung und operative Möglichkeiten.

Aber was sind die Heilungskräfte des Auges? Wo muss man ansetzen, um sie zu aktivieren? 1920 veröffentlichte der amerikanische Arzt W. Bates ein Buch mit dem Titel „The cure of imperfect eyesight by treatment without glasses“ (Die Behandlung ungenauen Sehens durch eine Behandlung ohne Brillengläser). Bates ging von der These aus, dass schlechtes Sehvermögen aufgrund von Verspannungen der äußeren Augenmuskeln und durch starres Sehen entsteht. Sein Augentraining bestand darin, dem Patienten wieder ‚gesunde Sehge-

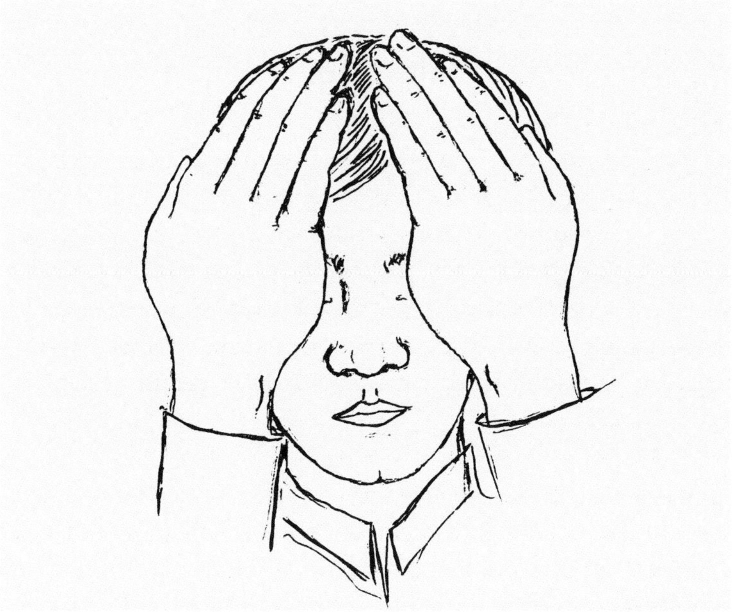

Palmieren

wohnheiten‘ anzutrainieren. Dabei empfahl er sechs verschiedene Augenübungen:

Zentrales Sehen

Bei dieser Übung achtet man darauf, den Blick schweifen zu lassen und sich nicht auf einen bestimmten Punkt zu konzentrieren, den man ‚anstarrt‘. Trotz der Augenbewegung versucht man, das gesamte Gesichtsfeld wahrzunehmen.

Palmieren

Hier legt man bei geschlossenen Augen die Handflächen über die Augen, um so einen Entspannungseffekt zu erzielen.

Schwingen und Schweifen

Bei dieser Übung betrachtet man einen Buchstaben, von diesem ausgehend einen Zweiten und so weiter. Durch diese Übung soll erreicht werden, dass man schließlich beide Buchstaben klarer sieht. Dazu sollte man sich mit dem Körper von Seite zu Seite immer entgegengesetzt bewegen. Dadurch erreicht man eine optische Illusion, dass sich die Buchstaben an dem Betrachter vorbei in entgegengesetzter Richtung bewegen. Ziel dieser Übung ist es, eine Beweglichkeitsverbesserung aller Augenbewegungen und auch des Geistes zu erreichen.

Gedächtnis und Einbildungskraft

Bates war der Ansicht, dass Einbildungskraft, Gedächtnis und Sehvermögen eng miteinander verbunden sind. Er postulierte: Wenn man sich einen Buchstaben vollständig vorstellt, dann sieht man ihn auch vollständig.

In die Sonne sehen

Bates empfahl seinen Augenpatienten, bei geschlossenen Augen in die Sonne zu sehen und sozusagen ein Sonnenbad zu nehmen.

Reduktion des Brillentragens

Bates war der Ansicht, dass das Brillentragen zu Schwindel und Kopfschmerz führt, das Gesichtsfeld verkleinert und die Sehfähigkeit vermindert. Er empfahl daher so oft wie möglich keine Brille zu tragen.

Aldous Huxley, bekannter Buchautor des vergangenen Jahrhunderts hat der Bates-Methode ein ganzes Werk gewidmet: ‚Die Kunst des Sehens' (Piper-Verlag) beschreibt in interessanter Weise, wie er selbst als Betroffener mithilfe der Bates-Methode seine Augen verbessern konnte.

Bates folgten viele andere Augentrainer, die mit den verschiedensten Übungen versuchten, Augenleiden zu verbessern. Insbesondere richtete sich das Augentraining gegen Kurz-, Weit- und Alterssichtigkeit.

Natürlich haben Augenmediziner versucht, Augentraining zu verdammen und als nutzlos hinzustellen. Und sicher haben die Ophthalmologen Recht, wenn sie Bates Theorie über den Zusammenhang der Augenmuskulatur mit der Verformung des Augapfels (wie bei Kurz- oder Weitsichtigkeit) kritisieren.

Dennoch geben die Erfolge des Augentrainings den Sehtrainern Recht: Durch Augentraining lässt sich das Sehen verbessern. Nicht bei jedem im gleichen Maße und auch nicht von heute auf morgen.

TIPP

Durch Augentraining lässt sich eine Verbesserung des Sehvermögens erzielen.

Verschiedene Augenärzte haben aufgrund derzeit laufender Studien mit Augenakupunktur erste interessante Ergebnisse ermittelt. Man mutmaßt, dass unsere technischen Möglichkeiten, das Auge zu untersuchen, bis heute nicht ganz ausreichend sind, um tatsächliche Verbesserungen am Auge exakt zu messen. Bei einigen Patienten, die subjektiv eine Sehverbesserung bemerken, kann schulmedizinisch nichts erkennbar sein. Dabei handelt es sich nicht etwa um minimale Sehverbesserungen. Es kommt durchaus vor, dass Patienten zu Behandlungsbeginn auf der Sehtafel nicht einmal den größten Buchstaben erkennen können und nach zwei Wochen Akupunkturbehandlung doch deutliche Sehverbesserungen haben. Andererseits gibt es schulmedizinische, objektive Verbesserungen am Auge, die der Patient wiederum nicht bemerkt.

Dr. Walpuski, Augenarzt aus Kiel, vermutet schon länger, dass das Gehirn beim Sehvorgang noch eine viel größere Rolle spielt als bisher angenommen. Jede Sekunde erreicht das Auge etwa 10 Millionen Bits an Information – davon kann das Auge lediglich 60 Bit aufnehmen und im Gehirn verarbeiten, wie die Wissenschaftler Grehn und Leydecker 1995 herausfanden. Bereits auf der Netzhaut wird die Lichtinformation also auf ihre Relevanz hin selektiert. Die Außenwelt wird nicht als ungeordnetes Mosaik von Reizen wahrgenommen, sondern zunächst vorgeordnet, zu erkennbaren Gestalten geformt, die sich in Prägnanz, Transponierfähigkeit und Konstanz in Form und Farbe auszeichnen. Man weiß heute sicher, dass neben dem Geruchs- und Hörsinn auch das Sehvermögen nicht auf einer rein physikalisch-chemischen Basis funktioniert, sondern auch in Verbindung mit Erwartungshaltungen, Erinnerungen und anderen Faktoren steht. Allerdings sind diese Vorgänge bislang noch völlig unerforscht.

Es ist beispielsweise durchaus denkbar, dass das Gehirn in der Lage ist, ein unscharfes Bild zu ‚korrigieren'. Es gibt spektakuläre Versuche mit so genannten ‚Umkehrbrillen'. Wer eine solche Brille aufsetzt sieht zunächst alles auf dem Kopf. Nach etwa 14 Tagen allerdings hat das Gehirn umgeschaltet und sieht alles wieder richtig herum. Setzt man dann die Umkehrbrille ab, steht wieder alles auf dem Kopf. Nach weiteren 14 Tagen hat das Gehirn erneut umgestellt. Auch bei anderen Sinnen ist dieses Phänomen bekannt. So hören manche Menschen nach einer gewissen Zeit einen laut tickenden Wecker nicht mehr. Kommen andere Menschen zu Besuch, so raubt ihnen das Ticken möglicherweise den Schlaf. Wer an das Ticken gewohnt ist, wacht dann in dem Moment auf, wenn der Wecker stehen geblieben ist und das Ticken aufgehört hat. Diese Anpassungsfähigkeit unserer Sinnesorgane ist normal und hat auch seine berechtigte Funktion.

Schon allein vor diesem Hintergrund ist es von der Schulmedizin unwissenschaftlich, Augentraining einfach als unwirksam abzutun. Tatsache ist, das so viele Funktionen des Auges bis heute unerforscht geblieben sind, dass es durchaus möglich ist, dass das Augentraining die Selbstheilungskräfte des Auges anregen kann und somit eine naturheilkundliche Augenbehandlung hervorragend unterstützen kann – auch ohne wissenschaftliche Erkenntnisse.

Dr. Walpuski ist sogar der Meinung, dass durch das Sehtraining, das Gehirn trainiert werden kann, sich auf veränderte Situationen an der Makula einzustellen (wie bei Makuladegeneration). Man hat festgestellt, dass sich der Mensch nicht immer die gesamte, wenn auch winzig kleine Fläche der Makula zum Sehen zunutze macht. In Sehtests wurden bessere Ergebnisse erzielt, wenn die Patienten zusätzlich mit dem Finger auf die zu entziffernde Sehtafel zeigten. Der Sehvorgang wird so ‚körperlich' unterstützt. Die Vermutung ist, dass man durch geeignete Übungen lernen kann, auf andere, noch gesunde Bereiche der Makula auszuweichen. So genügt es beispielsweise, mit nur 40% zentralem Sehvermögen noch gut zu sehen. Bis diese Theorie wissenschaftlich geprüft ist, wird es noch eine Weile dauern. Bei der so genannten Makulaschulung lernt der Patient, verbliebene funktionelle Restinseln kontrolliert zu nutzen.

Wissenswertes

Spezialliteratur über Augentraining

Wer sich mit Augentraining befassen möchte, kann sich in der Buchhandlung mit ausreichend Spezialliteratur zu diesem Thema eindecken. Bekannte Autoren sind Janet Goodrich, Lisette Scholl, Robert Kaplan oder Uschi Ostermeier-Sitkowski. Hier findet man neben einer ganzen Reihe von Sehübungen zu den verschiedensten Augenerkrankungen auch Adressen von ausgebildeten Sehtrainern, die Einzelsitzungen oder Gruppenarbeiten anbieten.

Eine Sehübung aus Asien, das so genannte Augen-Tai-Chi möchte ich an dieser Stelle für all diejenigen als Übung empfehlen, die jetzt sofort damit anfangen möchten. Zunächst empfehle ich Ihnen, die Augen wie oben beschrieben zu palmieren und anschließend diese einfache Übung auszuführen:

Augen-Tai-Chi

- Die eigene Hand etwa 30–40 cm vor die Augen halten und betrachten.
- Dann langsam – sehr langsam – die Hand von oben nach unten (vertikal) und wieder zurück bewegen.
- Diese Bewegung dreimal wiederholen, und dabei immer weiter auf die eigene Hand sehen.
- Dann bewegen Sie die Hand von rechts nach links und zurück (horizontal).
- Dreimal wiederholen.
- Dann in die beiden diagonalen Richtungen.
- Dreimal wiederholen.
- Zum Schluss machen sie eine große Kreisbewegung im Uhrzeigersinn (dreimal) und eine im Gegenuhrzeigersinn (dreimal).
- Versuchen Sie, dabei ruhig und regelmäßig zu atmen.

Machen Sie diese Übung einmal morgens, mittags und abends. Diese Augenübung führt zu einer besseren Beweglichkeit der Augenmuskeln und entspannt das Sehen.

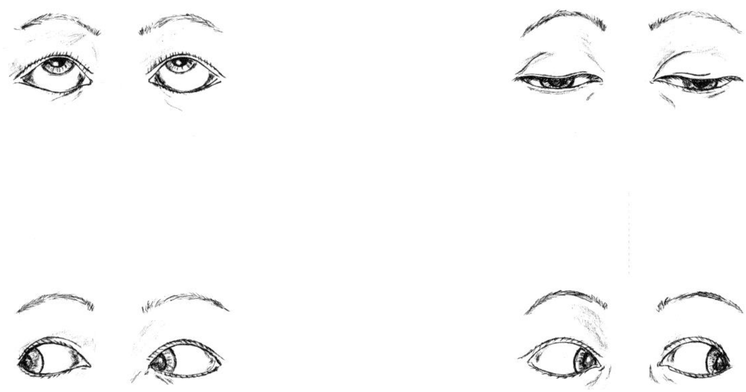

Blickrichtungen beim Augen Tai-Chi

Eine interessante Variante des Sehtraining ist die so genannte Rasterbrille. Dabei handelt es sich um eine Kunststoffbrille, bei der auf beiden Seiten ein undurchsichtiger schwarzer Kunststoff eingearbeitet ist, der in regelmäßigen Abständen Löcher besitzt. Man kann diese Brille anstatt der sonst üblichen Korrekturgläser tragen, um die Augen zu trainieren. Natürlich setzt man sie zum Autofahren oder bei anderen Tätigkeiten, bei denen es um das Reaktionsvermögen geht, wieder ab. Die Rasterbrille ist eine reine Trainingsbrille. Das Wirkprinzip ist ganz einfach: Man versucht den Lichteinfall bei sonnenheller Umgebung zu reduzieren und die Kontrastwirkung zu erhöhen. Normalerweise bildet sich bei einem gesunden Auge das einfallende Licht auf dem Kopf stehend auf der Netzhaut ab. Je nachdem, ob jemand weit- oder kurzsichtig ist, trifft das scharfe Bild nicht direkt auf die Netzhaut, sondern davor oder dahinter. Wenn man geschliffene Gläser benutzt, so wird das Licht entsprechend am Glas gebrochen und optimiert auf die Netzhaut gelenkt.

Bei einer Rasterbrille funktioniert das anders. Dort wird bereits an den kleinen Löchern der Brille vor dem Auge das einströmende Licht gebündelt und so ausgerichtet, dass auf der Netzhaut ein fast scharfes Bild entsteht – ohne dass sich die Augen dabei anstrengen müssen. Um ein ganz scharfes Bild zu bekommen, wird das Gehirn durch die

Brille angeregt, die Augenmuskulatur für die restliche Fokussierung zu gebrauchen.

Unser Sehsinn ist so konzipiert, dass er ständig zwischen scharfem, fokussierten Sehen und einem Gesamtbild wechseln will. Durch die Lochbrille wird das verhindert, da sie nur Teilbilder zulässt. Möchte man trotz Lochbild ein Gesamtbild erhalten, so müssen sich die Augen schneller bewegen, um die Empfangsgeschwindigkeit der Detailbilder zu erhöhen.

Im Gegensatz zur Lochbrille fördern geschliffene Gläser eher ein starres Sehverhalten. Die so erreichte starre Mittelstellung der Augen fördert damit langfristig die Sehverschlechterung. Die Rasterbrille dagegen fördert die Eigenaktivität der Augen durch einen dauerhaften Wechsel von fixierendem und schweifendem Blick.

Eine Rasterbrille ist in jedem Buchhandel erhältlich, zusammen mit einem kleinen Einführungsheft und einer entsprechenden Gebrauchsanweisung. Benutzen kann man die Rasterbrille als gelegent-

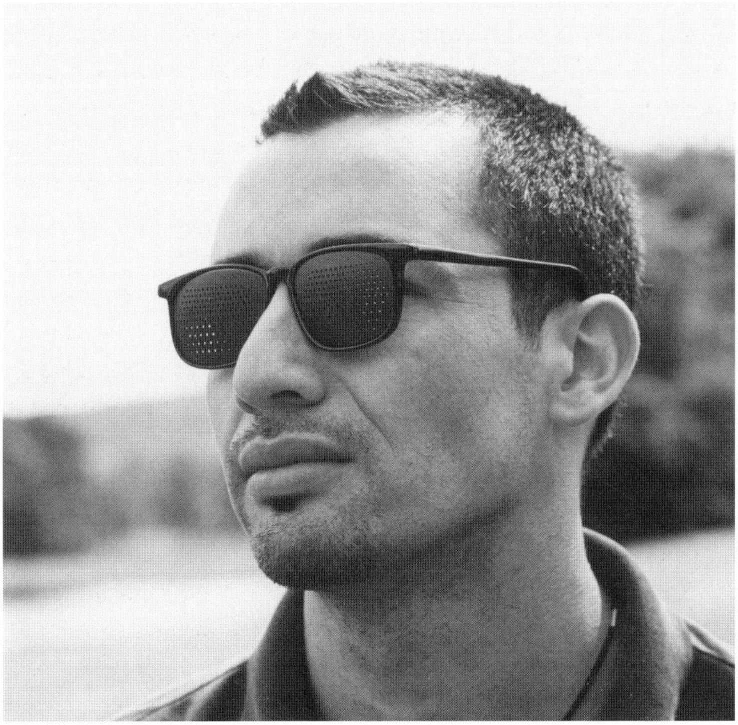

Rasterbrille

liche Alternative zur ansonsten optischen Brille, beim Spazierengehen, Lesen, Fernsehen oder als Sonnenbrille. Bei starker Sonneneinstrahlung ‚filtert' die Rasterbrille etwa 70% des intensiven Lichteinfalls weg und lässt bei den verbleibenden 30% auch die gesunden im Sonnenlicht enthaltenden UV-Anteile durch. Diese sind wiederum wichtig für die Augen, weil sie den Organismus anregen, Vitamine zu bilden und die Abwehrkraft zu stärken.

Psychische Faktoren

Beim Einfluss der Psyche auf Augenerkrankungen muss man zwei wesentliche Dinge unterscheiden. Das sind zum einen solche Erkrankungen, die rein psychisch bedingt sind, bei denen keinerlei Schädigungen des Auges oder des Gehirns festgestellt werden können, und solchen psychischen Faktoren, die das Entstehen von tatsächlichen Augenleiden mit verursachen können. Einer der bekanntesten Vertreter dieser Theorie ist heute Rüdiger Dahlke, der mit seinen Bestsellern ‚Krankheit als Weg' und ‚Schicksal als Chance', die Menschen versucht aufzurütteln, ihre Erkrankungen nicht nur als gottgegebenes Schicksal hinzunehmen, sondern die Krankheit als eine Art von ‚Stoppschild' aufzufassen, mit dem eine Lernaufgabe im Leben verbunden ist.

Der Sehvorgang kann in drei Teile eingeteilt werden: das Wahrnehmen, das Auswählen und das Erkennen. Dabei spielt gerade der zweite Teil, das Auswählen dessen, was man sehen möchte, für die Psyche eine große Rolle. Wir alle kennen Formulierungen aus unserem Sprachgebrauch wie *‚ich kann es nicht mehr sehen', ‚vor etwas die Augen verschließen', ‚ich kann nicht hinschauen', ‚einer Sache ins Auge schauen', ‚ein-sichtig sein'* und vieles mehr. Formulierungen wie diese, wenn sie innerlich – auch unbewusst – immer wieder wiederholt werden und durch ein entsprechendes Verhalten auch noch bestärkt werden, können die Entstehung von Augenleiden fördern, denn unser Körper reagiert mehr auf unsere inneren ‚Befehle', als wir es manchmal wahrhaben wollen.

Auffällig ist beispielsweise, dass die Kurzsichtigkeit – im Gegensatz zur Weitsichtigkeit – eher in der Jugend auftritt. In der Jugend fehlt aufgrund der Unerfahrenheit der Überblick oder eine gewisse Weitsicht. Dagegen neigen ältere Menschen dazu, sich an ganz nah zurückliegende Ereignisse schlechter zu erinnern als an weit zurückliegende Ereignisse, die oft mit großer Präzision beschrieben werden.

Kurzsichtigkeit bedeutet starke Subjektivität. Man kann über seinen eigenen Tellerrand nicht hinaus sehen, fühlt sich bei Angriffen ständig persönlich betroffen und bezieht alles auf sich selbst, bei gleichzeitiger Weigerung, sich selbst erkennen zu wollen. Wer kurzsichtig wird, sieht dann nur noch in der Nähe gut, weil er genau da genauer hinsehen sollte. Der Kurzsichtige will sich selbst nicht sehen und wird über die Erkrankung aufgefordert, in die Selbsterkenntnis zu kommen.

Der Weitsichtige dagegen hat seine Weitsicht nur auf der körperlichen Ebene realisiert und ist aufgefordert, Weisheit und Weitsicht in seinem Leben zu entwickeln. Eine Bindehautentzündung zeigt wie alle entzündlichen Prozesse im Körper einen inneren Konflikt an. Die schmerzenden Augen erfahren nur durch Schließen Besserung. Man neigt also dazu, seine Augen vor einem Konflikt zu verschließen.

Beim grauen Star trübt sich die Linse und damit auch der Blick. Alles ist grau in grau und man kann die Dinge nicht mehr so scharf sehen. Das unscharfe Sehen bedeutet, dass alles Verletzende seine Gefährlichkeit verliert und die trübe Linse eine letztlich beruhigende Distanzierung von der Umwelt bewirkt. Wie Schuppen vor den Augen fungiert der graue Star als Mechanismus, um das, was man nicht mehr sehen will, nicht mehr so genau betrachten zu müssen.

Beim Patienten mit grünem Star ist nicht nur der Druck im Auge erhöht, sondern es entsteht auch ein innerer Druck. Glaukompatienten trauen sich oft nicht, ihrer Umgebung zu sagen, was sie eigentlich selbst wollen. Sie passen sich an, wollen sich zwanghaft mit allen Menschen vertragen. Dadurch baut sich innerlich ein psychischer Druck auf, der aber kein Ventil findet.

‚Dem ist aber eine Laus über die Leber gelaufen‘, sagt man oft spaßeshalber bei Menschen, die ihre Aggressionen zeigen. So ist es auch bei Glaukom-Menschen. Die Leber, die in der chinesischen Medizin auch mit den Emotionen Ärger und Wut verbunden wird, steht eng mit dem Glaukom in Verbindung. Unterdrückte Aggressionen bauen den

inneren Druck auf, der dann im Auge als Druckerhöhung manifestiert werden kann.

Auf diese Weise lassen sich viele psychische Entsprechungen bestimmten Krankheitsbildern zuordnen. Nicht jedes dieser Psychogramme passt genau auf jeden Patienten. Manchmal findet man bei genauerem Hinschauen nur ein winziges Körnchen Wahrheit in den Denkansätzen, die Anreiz genug sein sollten, das Augenproblem nicht nur von der reinen körperlichen Behandlungsseite her anzugehen.

Leider sind die wenigsten Ärzte und Heilpraktiker in solchen seelisch begleitenden Therapien ausgebildet, oder sie können aus Zeitgründen die psychischen Elemente bei der Behandlung nicht berücksichtigen. Wer sich mit den psychischen Seiten seiner Erkrankung auseinandersetzen möchte, der kann zunächst versuchen, geeignete Literatur darüber im Buchhandel zu finden. Der kanadische Autor Robert Kaplan hat in mehreren interessanten Veröffentlichungen über die Zusammenhänge von Augen und Seele interessante Literatur verfasst.

Es besteht aber auch die Möglichkeit, sich auf die Suche nach einem geeigneten Therapeuten zu machen. Ein guter Tipp in dieser Hinsicht sind ausgebildete Sehtrainer. Viele von ihnen haben sich auch mit den seelischen Aspekten von Augenleiden befasst und können bei einer entsprechenden Behandlung gut begleiten.

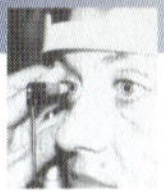

Augenleiden und ihre Behandlungsmöglichkeiten

Makuladegeneration

Die Makuladegeneration (AMD = altersbedingte Makuladegeneration) gehört zu den am meisten verbreiteten Augenleiden. Sie ist immer noch die häufigste Erblindungsursache und Grund für die Beantragung von Blindengeld in den westlichen Industrieländern.

Neueste Statistiken zeigen alarmierende Zahlen. So leiden in der Gruppe der 65–74-Jährigen 28% der Bevölkerung unter Makuladegeneration, in der Gruppe der 75–85-Jährigen sind es bereits 35%. In Deutschland gibt es ca. 3 Millionen Erkrankte und jährlich kommen 300.000 dazu.

Die Bezeichnung *Volkskrankheit* ist daher mehr als gerechtfertigt. Und dennoch haben nur etwa 5 % der Deutschen jemals von dieser Erkrankung gehört, so die aktuellen Ergebnisse einer Umfrage der AMD Alliance International. Vor allem die Betroffenen selbst haben meist

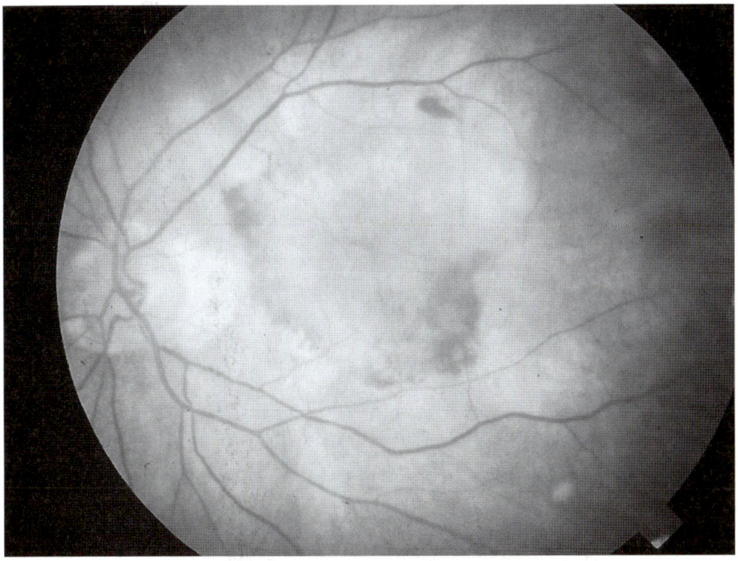

Augenhintergrund bei Makuladegeneration

keine Ahnung, was genau am Auge vor sich geht, und verstehen daher auch den Verlauf ihrer Erkrankung nicht.

Die Gefahr an der Makuladegeneration zu erkranken, beginnt etwa mit dem 50. Lebensjahr und steigt mit zunehmendem Alter ständig. Dies bedeutet jedoch nicht, dass man nicht auch schon in jüngeren Jahren erkranken kann.

Die Makuladegeneration wird schulmedizinisch in die Gruppe der degenerativen Netzhauterkrankungen eingeordnet. Die ersten Symptome des Patienten sind verzerrtes Sehen; im fortgeschritteneren Stadium bildet sich ein undurchsichtiger, diffuser Fleck im Zentrum des Sehens (Bildmitte). Dieser Fleck dehnt sich schließlich weiter aus, sodass man in der Mitte nichts sehen kann, sondern nur noch peripher (am Rand um den Fleck herum).

Mit dem Fortschreiten der Erkrankung ist zunächst der Verlust der Lesefähigkeit verbunden und später auch der Fahrtüchtigkeit. Im täglichen Leben bedeutet dies für die Betroffenen, dass sie sich selbst nicht mehr im Spiegel betrachten oder fernsehen können, oder nur noch mit zur Seite geneigtem Kopf. Vor allem können sie keine Gesichter mehr erkennen, was ihnen häufig zu Unrecht von Unwissenden als Unfreundlichkeit ausgelegt wird.

Die Makula, oder auch gelber Fleck, ist das Zentrum des schärfsten Sehens und hat nur eine Fläche von ca. 1,5 mm^2. In diesem gelben Fleck befindet sich das höchste Vorkommen von Sehrezeptoren. Bei der fortschreitenden Makuladegeneration werden in erster Linie die Zäpfchen-Rezeptoren zerstört, die für das Farbensehen und die Schärfe zuständig sind. Das bedeutet, dass in der Spätphase der Erkrankung die Sehfähigkeit bei Nacht und in der Dämmerung weitgehend bestehen bleibt, während das Farbsehvermögen und die Sehschärfe beeinträchtigt sind.

Ursachen der Makuladegeneration

Die Ursachen der Makuladegeneration liegen in der Regel im so genannten ‚schlechten Blut'. Damit möchte man ausdrücken, dass in zunehmendem Alter das Blut nicht mehr so gut in den Arterien und Venen fließen kann. Teilweise sind die Blutbahnen mit Ablagerungen ‚verstopft', aber auch die ‚Transportbewegung' innerhalb der Blutbahnen hat nicht mehr die Intensität wie in jungen Jahren.

Durch die Einnahme von Medikamenten im Laufe des Lebens, toxischer Belastung wie Umwelteinflüsse, schlechte oder unausgeglichene Ernährung oder auch durch Rauchen wird das Blut in seiner Konsistenz verändert: Es wird dickflüssig. Daher stammen auch die umgangssprachlichen Beschreibungen der Makuladegeneration wie ‚Netzhautverkalkung' oder ‚Durchblutungsstörungen am Augenhintergrund'.

Wird das Blut in den Gefäßen immer dickflüssiger, so beginnen sich die Gefäße hinter der Retina aufzuwerfen, das heißt, die Netzhaut liegt nicht mehr plan an. Die Folge ist verzerrtes Sehen. Im weiteren Verlauf kommt es schließlich zu einer Fehlfunktion des so genannten Pigmentepithels, einer Hautschicht unter der Netzhaut, die die Sinneszellen ernährt. Es beginnen sich so genannte Drusen am Augenhintergrund zu bilden. Drusen sind Ablagerungen unter dem Pigmentepithel. Diese Drusen führen im weiteren Verlauf der Erkrankung zur Verdünnung und Zerstörung des Sinneszellen-Komplexes und einer Beeinträchtigung der benachbarten Sinnesrezeptoren. Die Krankheit schreitet langsam voran.

Nicht alle Drusen haben jedoch zwingend mit einer Makuladegeneration zu tun. In der Regel ist es normal, dass sich in höherem Alter Drusen am Augenhintergrund bilden. Sie unterscheiden sich jedoch ganz wesentlich durch ihr Aussehen und ihre Beschaffenheit. Eine genaue Unterscheidung und Bewertung kann nur ein Augenarzt vornehmen. Wichtig ist die Unterscheidung in harte oder weiche Drusen. Weiche Drusen sind in der Regel größer als harte und sehen gelblichgrau aus, wie ein Tintenfleck auf einem Papiertuch.

Man unterscheidet im Wesentlichen zwei Formen der Makuladegeneration, die trockene und die feuchte.

Die Bezeichnung trockene Makuladegeneration ist eigentlich ein Sammelbegriff für eine Reihe von Symptomen. Im Wesentlichen sind dies das Vorhandensein harter Drusen und Pigmentunregelmäßigkeiten. 85% aller AMD-Patienten leiden an dieser Form der Makuladegeneration, die einen weniger schweren Verlauf hat als die feuchte Form.

Bei der trockenen Form bilden sich harte oder so genannte kalzifizierende Drusen am Augenhintergrund. Kalzifizierende Drusen sind Einschlüsse, in denen sich Kalk ablagert. Der Augenarzt sieht in seiner

Spaltlampe am Augenhintergrund bereits im Frühstadium kleine, scharf begrenzte gelbliche Herde in der Nähe des gelben Flecks. In der Spaltlampe wirken die Drusen klein, rund und flach, häufig tauchen sie in kleinen Gruppen auf. Im Laufe der Zeit werden es immer mehr. Harte Drusen gehen meist einher mit einer fortschreitenden Degeneration des Sinneszellen-Komplexes. Die Sehschärfe nimmt dabei kontinuierlich ab, ohne weitere Symptome für den Patienten.

Rund 10–15% aller AMD-Patienten leiden unter der feuchten Form. Aus einer trockenen Makuladegeneration kann sich unter Umständen eine feuchte Form entwickeln (bei etwa 10–15% der von der trockenen Form Betroffenen), die in der Regel wesentlich dramatischer verläuft. Sowohl aus Drusen als auch aus Veränderungen des Sinneszellen-Komplexes heraus entstehen Drusen, die weich sind und aus so genannten Neutralfetten bestehen. Bei dieser feuchten Form der Makuladegeneration entsteht dann eine Flüssigkeitsansammlung (Exsudation) unter dem Sinneszellen-Komplex, der zur Abhebung der Netzhaut führt. Hat die feuchte Makuladegeneration einmal dieses Stadium erreicht, kann es zu einem drastischen Verlust des Sehvermögens innerhalb kürzester Zeit kommen.

Es gibt noch weitere Formen der Makuladegeneration, die hier zu beschreiben jedoch zu weit führen würde, zumal die Behandlungsansätze sich nicht wesentlich unterscheiden.

Wissenswertes

Juvenile Makuladegeneration

Etwas schwieriger zu behandeln ist die juvenile Makuladegeneration, die bei Kindern oder Jugendlichen auftritt. In der Regel führt sie zu einem sehr schnellen Sehverlust. Im ersten Stadium wird von den Betroffenen ein Fleck in der Mitte des Gesichtsfeldes wahrgenommen und die Sehschärfe nimmt ab. Dazu gehören Blendempfindlichkeit und veränderte Farbwahrnehmungen sowie Gesichtsfeldausfälle auch im peripheren Bereich des Sehens. Die wichtigsten Formen der juvenlilen Makuladegeneration sind Stargardt'sche Makuladystrophie, Zapfendystrophie und Morbus Best.

Um zu erkennen, ob man möglicherweise eine Makuladegeneration am Auge hat, gibt es eine einfache Methode dies festzustellen: das Amsler Netz.

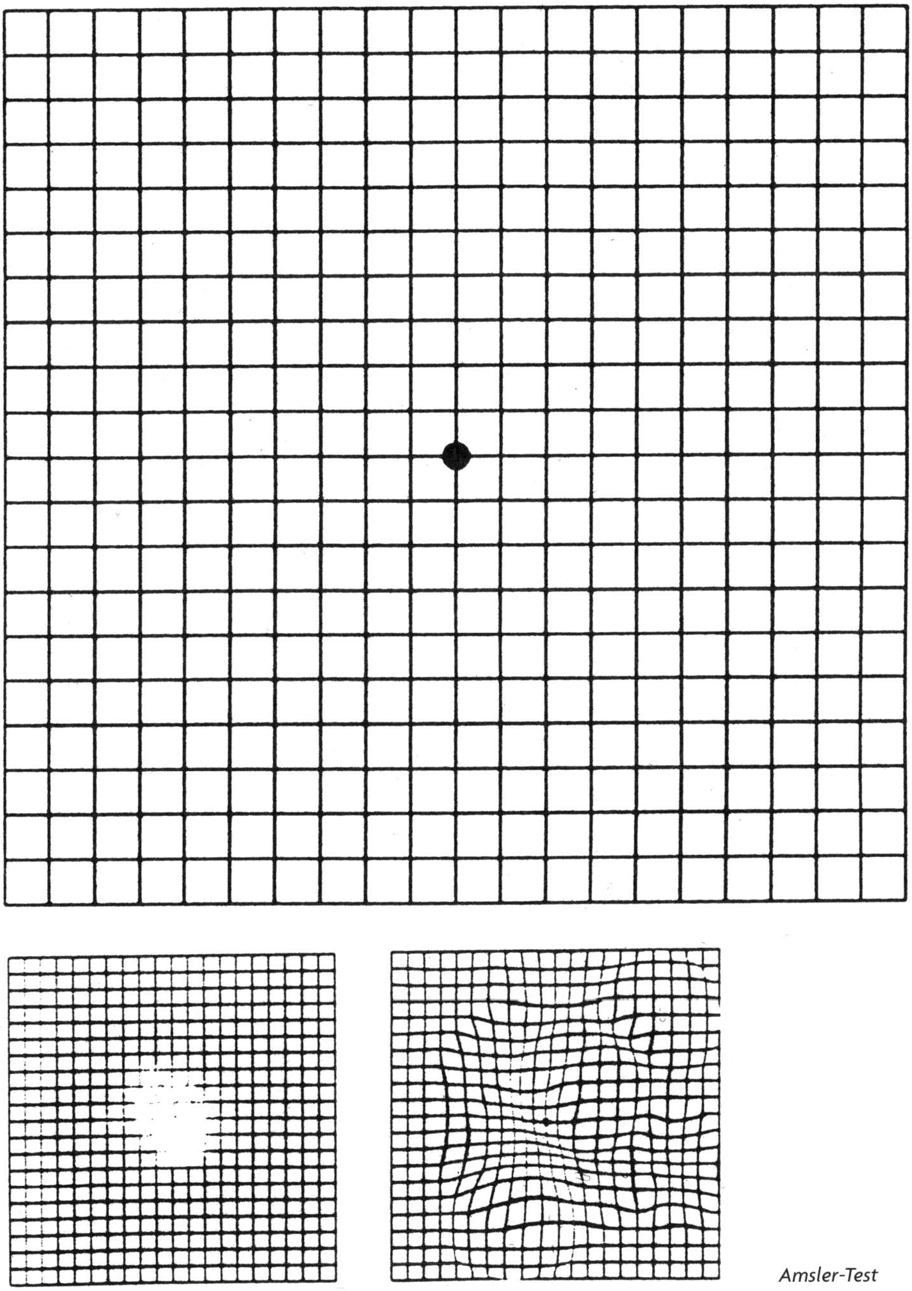

Amsler-Test

Hängen Sie das Amsler-Gitternetz an eine Wand. Wenn Sie eine Brille haben, dürfen Sie sie ruhig auflassen. Schauen Sie auf das Amsler-Netz in einem normalen Sehabstand. Dann bedecken Sie ein Auge und konzentrieren sich auf den Punkt in der Mitte des Netzes. Während Sie weiter auf den schwarzen Punkt sehen, beobachten Sie, ob alle Linien gerade oder in bestimmten Arealen verzerrt, verschwommen oder unscharf sind. Manche Patienten haben auch den Eindruck, dass bestimmte Bereiche des Gesichtsfeldes wie ausgeblendet sind, also wie blinde Flecken wirken. Das ist ein Alarmzeichen! Machen Sie diesen Test mit beiden Augen.

In fortgeschrittenem Stadium bemerkt der Patient einen dunklen Punkt oder einen ‚leeren Fleck' in der Mitte des Sehfeldes. So kann es beispielsweise passieren, dass Sie an einer roten Ampel stehen, das Rotlicht fixieren, es für Sie aber nicht sichtbar ist – jedoch das grüne, wenn es aufleuchtet.

Eine weitere einfache Methode sich selbst zu testen, ist der Blick auf gerade Linien in der Umgebung, wie bei Türrahmen, Fensterbretter oder Raumecken. Erscheinen diese geraden Linien irgendwie krumm oder gewellt, dann könnte das ein erstes Anzeichen für eine Makuladegeneration sein.

Bei einigen Patienten verändert sich auch das Farbsehvermögen. Manche Gegenstände sehen plötzlich blass aus oder scheinen ihren Farbton verändert zu haben. Gerade wenn es dämmert oder wenig Licht vorhanden ist, haben AMD-Patienten oft Schwierigkeiten, Ecken und Kanten (zum Beispiel von Treppen) zu erkennen.

Es ist wichtig, dass man diese Tests immer wieder wiederholt, wenn man zu einer der Risikogruppen gehört. Oft beginnt die Makuladegeneration in einem Auge und das andere, noch gesunde, ersetzt sozusagen das Bild des bereits erkrankten Auges. Meist ist es jedoch so, dass sich die Makuladegeneration, hat sie sich erst einmal in einem Auge eingestellt, auch das andere Auge nicht verschont.

Der Augenarzt erkennt eine Makuladegeneration, indem er den Augenhintergrund und das Gesichtsfeld des Patienten untersucht. Bei der Augenhintergrundsuntersuchung erhält der Patient zunächst einige Augentropfen, die die Eigenschaft haben, für einen gewissen Zeitraum die Pupille zu lähmen. Sie öffnet sich dann weit und ermög-

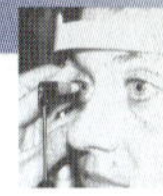

licht so dem untersuchenden Arzt, den Augenhintergrund besser und genauer untersuchen zu können.

Der Augenarzt benutzt dann eine Spaltlampe, ein optisches Hilfsmittel, um den Augenhintergrund mit einer großen Vergrößerung besser sehen zu können. Manche Augenärzte arbeiten mit einer so genannten Fluoreszenzangiographie. Das ist eine Untersuchung mithilfe eines Farbstoffes, der in die Armvene injiziert wird und der abnormale Gefäße am Augenhintergrund besser fotografisch darstellbar macht. Veränderte Gefäße sind so für den Augenarzt in der Spaltlampe schneller zu erkennen.

Der Augenarzt sucht schließlich den Augenhintergrund nach den markanten Drusenbildungen oder Gefäßveränderungen ab. Er betrachtet den Zustand des gelben Flecks und versucht zu erkennen, ob am Augenhintergrund Flüssigkeitsansammlungen bestehen oder nicht. Ist sich der Augenarzt nicht sicher, so kann es vorkommen, dass direkt auf das Auge ein vergrößerndes Prisma gesetzt wird. Durch einige Augentropfen wird die Hornhaut am Auge zunächst unempfindlich gemacht und eine gallertartige Substanz auf die Augenoberfläche gegeben, damit das Glas ohne Verletzungen zu verursachen auf der Augenoberfläche gleiten kann. Dann wird das Prismenglas auf die Hornhaut aufgesetzt. Das Prismenglas ermöglicht dem Arzt eine noch bessere Vergrößerung des Augenhintergrundes. Mit dem Prismenglas kann der Augenarzt auch quasi ‚um die Ecke' in sonst nicht einsehbare Bereiche des Auges sehen. Das andere Auge muss man idealerweise bei dieser Untersuchungsmethode offen lassen, denn wenn die Lider zwinkern, kann das Prismenglas leicht weggedrückt werden. Die Untersuchung muss dann wiederholt werden.

INFO

Das Kontrastmittel, das in die Vene gespritzt wird, ist normalerweise gut verträglich. Nur wenige Patienten haben für ein paar Sekunden den Eindruck einer leichten Übelkeit als Reaktion auf die fluoreszierende Substanz.

Zu einer Untersuchung gehört auch eine Gesichtsfeldmessung am Perimeter. Als Gesichtsfeld bezeichnet man den Bereich des tatsächlichen Sehens. Es wird gemessen, wie weit sie nach rechts und links, oben oder unten sehen können, aber auch, ob es in Bereichen dazwischen ein lückenloses Sehen gibt. Dazu setzt sich der Patient an das Perimeter und sieht in eine gewölbte Kunststoffscheibe. Während er einen bestimmten Punkt mit dem Auge fixiert, bewegt das Gerät Lichtpunkte von außen nach innen. Der Patient muss in dem Moment auf einen Knopf drücken, in dem er das Licht erkennen kann.

Auf diese Weise kann der Arzt sehr genau feststellen, ob es bereits Bereiche im Gesichtsfeld gibt, in denen der Patient das Sehvermögen verloren hat. Bei regelmäßiger Wiederholung dieser Untersuchung können so Verschlechterungen oder Verbesserungen genau gemessen werden.

All diese Untersuchungsmethoden werden manchmal wegen des hellen blendenden Lichtes als unangenehm empfunden, sie sind jedoch völlig schmerzfrei.

Die Makuladegeneration kann mit der Augenakupunktur sehr gut behandelt werden. Sie ist, wenn alle anderen Verfahren wie eine Laserkoagulation, oder eine photodynamische Therapie (nur bei 2–3% aller Betroffenen mit feuchter Makuladegeneration) versagen, sogar die einzig sinnvolle Alternative.

Die Makuladegeneration kann mit der Augenakupunktur zwar nicht vollständig geheilt werden, allerdings kann das Fortschreiten der Krankheit gestoppt und unter Umständen auch ein Teil der Sehfähigkeit zurückgewonnen werden. Was genau die Akupunktur am Auge auslöst, können wir heute noch nicht sagen. Wir gehen jedoch davon aus, dass durch die Akupunktur der Stoffwechsel am und im Auge angeregt wird. Durch die geeignete Verbindung mit anderen Naturheilverfahren, wie Homöopathie, Sauerstoff-Mehrschritt-Therapie, Ozontherapie, Chelat-Therapie, Schüsslersalze, Vitalstofftherapie und einer entsprechenden Ernährungsumstellung können sehr gute Ergebnisse erzielt werden.

Wichtig

Sobald die Diagnose Makuladegeneration gestellt ist, sollte so schnell wie möglich mit der Akupunktur begonnen werden.

Je nach Stadium der Makuladegeneration kann mit der Augenakupunktur unterschiedlich viel erreicht werden.

Kann der Patient noch problemlos lesen, so hat er gute Aussichten, dieses Stadium zu halten. Ist die Lesefähigkeit erst einmal verloren, so ist es sehr schwierig, sie trotz Akupunktur wieder zu erlangen. In Einzelfällen mag es gelingen, es ist jedoch nicht die Regel.

Ist das Gesichtsfeld bereits so weit eingeschränkt, dass der Patient im Spiegel sein gesamtes Gesicht nicht mehr erkennen kann, so kann mithilfe der Akupunktur ein Teil dieses Gesichtsfeldes wiedergewonnen werden.

Häufig kommen Patienten in die Praxis, bei denen erst ein Auge von der Makuladegeneration betroffen ist. In der Regel erkrankt später auch das andere Auge. Akupunktiert man jedoch rechtzeitig, so wirken die Nadeln vorbeugend für das andere Auge, denn in den meisten dieser Fälle bricht die Makuladegeneration nach der Akupunkturbehandlung beim anderen Auge nicht aus.

Eine alternative Behandlungsmethode wurde von dem Augenarzt Prof. Bangerter aus der Schweiz entwickelt. Hier handelt es sich um eine Kombinationstherapie von schulmedizinischen und naturheilkundlichen Verfahren. Bei dieser Methode werden Medikamente direkt hinter das Auge, in der Nähe der Makula injiziert. Neben der Spritzentherapie wird die Behandlung noch mit Radiotherapie, Sauerstoff- und Ozonbehandlung, Vitalstoffen und eventuell Eigenblut ergänzt. Bei einer trockenen Makuladegeneration wird ein gefäßerweiterndes Medikament verwendet, um die Durchblutung in den Augengefäßen wieder zu verbessern. Bei der feuchten Makuladegeneration ist es ein gefäßabdichtendes Mittel, welches die undichten Blutbahnen verschließt und somit verödet.

Der Augenarzt benutzt für diese Therapie eine gebogene Nadel, die entweder an der äußeren Spitze des Auges oder zur Nase hin kurz über dem Tränensäckchen eingestochen wird. Durch die Krümmung der Nadel gelangt der Augenarzt mit der Spitze der Spritze um den Augapfel herum und platziert das Medikament genau dort, wo es sofort wirken kann. Es wird also nicht in den Augapfel gestochen, sondern dahinter.

Etwa die Hälfte der verwendeten Präparate ist in der Regel schwach kortisonhaltig. Das Kortison hat die Aufgabe, Narbenbildungen auf der Netzhaut zu verhindern und, je nach Befund, akute Entzündungen im Auge zu hemmen. Es fördert weiterhin einen biologischen ‚Umbauvorgang' im Körper, der zum Beispiel die Ablagerungen in den Drusen am Augenhintergrund zurückbilden kann. Bei der trockenen Makuladegeneration funktioniert dies erfahrungsgemäß besser als bei der feuchten. Bei der trockenen AMD sind mehrmalige Injektionen nötig, um den gewünschten Effekt zu erreichen. Die verabreichten Kortisonmengen sind so gering, dass man nicht mit Nebenwirkungen rechnen muss.

Diese Art des Spritzens erfordert natürlich etwas Fingerspitzengefühl. Die Patienten empfinden das in der Regel als unangenehm – die Prozedur ist nicht schmerzfrei.

Oft kombinieren die Augenärzte, die nach der Bangerter-Methode arbeiten, bei der AMD die Spritzentherapie mit einer Bestrahlung der Netzhaut durch eine milde Röntgenbestrahlung (Radiotherapie). Mit dem Röntgengerät wird eine genau bestimmte Fläche bestrahlt. Durch diese gezielte Bestrahlung findet keine nennenswerte Bestrahlung anderer Augenbezirke statt, so dass es zu keiner Nebenwirkung wie Strahlenkatarakt oder radiogener Retinopathie kommen kann. Die Behandlung wirkt entzündungshemmend und gefäßabdichtend. Allerdings ist der Röntgenstrahler so schwach, dass es zu keiner Netzhautschädigung durch die Strahlen kommen kann.

Die Radiotherapie kommt hauptsächlich bei Patienten im Anfangsstadium der feuchten AMD, bei einer aktiven Exsudation (Leckagen der Blutgefäße) infrage. Hat man mit dem Röntgenstrahl eine Narbe gesetzt, so werden weitere Flüssigkeitsabsonderungen (Exsudationen) verhindert. Aus der feuchten AMD kann so eine trockene AMD werden.

Sinnvoll kann diese Kombinationstherapie in jedem Stadium der AMD sein. Erfahrungsgemäß sind die Patienten, die eine Sehverschlechterung bemerken und damit zum Augenarzt gehen, schon im fortgeschrittenen Stadium der Erkrankung. Prof. Bangeter sagte: „Therapie fängt an, wenn die Krankheit anfängt."

Diese Behandlung wird kurmäßig mehrfach wiederholt. Meist sind es zehn Sitzungen, die innerhalb von vier Wochen vorgenommen werden – jeweils drei in den ersten drei Wochen und eine weitere in der vierten Woche.

Wissenswertes

Therapiekosten

Die Kosten sind im Vergleich zur photodynamischen Therapie relativ gering. Zwischen 100 und 130 Euro muss man inklusive aller Medikamente für eine Sitzung einkalkulieren, insgesamt also rund 1000–1300 Euro. Die Krankenkassen erstatten davon nichts.

Eine wissenschaftlich verlässliche Studie über die Wirksamkeit der Bangerter-Methode liegt bislang nicht vor. Dennoch sprechen sich immer mehr Augenärzte diesem Behandlungsansatz gegenüber positiv aus. Dr. Walpuski aus Kiel, der diese Methode schon länger anwendet, berichtet von guten Erfolgen, bei denen sonst keine schulmedizinische Behandlung mehr möglich war. Vor allem bei Patienten mit einer trockenen AMD ist dies im Augenblick aus schulmedizinischer Sicht die einzige Chance auf Behandlung.

Grüner Star – Glaukom

Der Begriff ‚Glaukom' oder ‚grüner Star' ist eigentlich ein Sammelbegriff für die verschiedensten Symptome am Auge. In der Regel spricht man bei einem Glaukom von einem erhöhten Augeninnendruck. Dies ist jedoch längst nicht alles, was diese Erkrankung ausmacht.

Der Begriff ‚grüner Star' ist eher irreführend, da man klassisch unter einem Star eine Linsentrübung versteht. Das Wort ‚Star' hat auch nichts mit dem gleichnamigen Vogel zu tun, sondern leitet sich nach einer gängigen Theorie von ‚Starren' ab, einer typischen Augenhaltung, die sich bei Glaukom oder Katarakt (grauem Star) einstellen

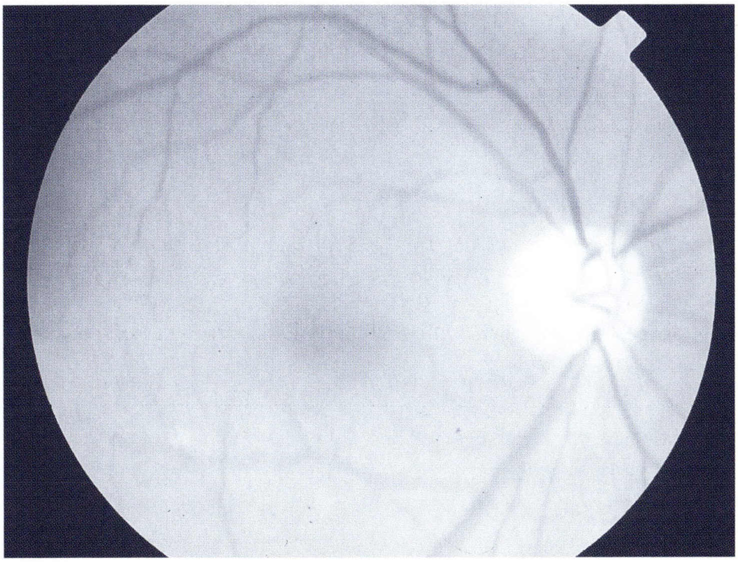

Augenhintergrund bei Glaukom

kann. Die Bezeichnung mit der Farbe ‚grün' soll wohl aus dem Spaltlampenbild stammen, denn die Farbe der Iris kann sich bei einem Glaukom grünlich verfärben.

Der grüne Star wurde ursprünglich ebenfalls als eine Linsentrübung gedeutet, die unter Umständen mit einem Glaukom einhergehen kann. ‚Glaukos' stammt aus dem Griechischen und bedeutet ‚blau wie das griechische Meer'. Aristoteles war es, der das Augenleiden schließlich Glaukos nannte, da er in der blauen Irisfarbe einen Zusammenhang mit Glaukom sah. Das ägäische Meer ist intensiver blau als anderer Meere, und so wurde in Nordeuropa die Farbe ‚glaukos' in ‚schmutziges meergrün' umgedeutet. In der zweiten Hälfte des letzten Jahrhunderts setzte sich dann seltsamerweise der Begriff grüner Star als gleichwertige Bezeichnung zu Glaukom durch.

Ähnlich wie bei der Makuladegeneration kann man bei Glaukom guten Gewissens von einer Volkskrankheit sprechen. Etwa eine Million Menschen in Deutschland sind daran erkrankt. Etwa drei Millionen haben einen erhöhten Augeninnendruck und damit eine Vorstufe zum Glaukom. Das Glaukom steht unter den Erblindungsursachen in den westlichen Industrieländern an zweiter Stelle. Besonders dramatisch ist die Dunkelziffer der Glaukombetroffenen, da die Krankheit völlig schmerzfrei verläuft und es daher vermutlich Millionen Betroffene mehr gibt, die von ihrer Erkrankung nichts ahnen.

Die Diagnose ‚Glaukom' ist meist ein Zufallsbefund. Wenn diese Patienten erste Ausfälle in ihrem Gesichtsfeld bemerken, ist es meist schon zu spät. Ärzte vermuten, dass auf jeden bekannten Glaukomfall ein unbekannter Fall kommt, so dass man die Zahlen der Betroffenen und Gefährdeten insgesamt wohl verdoppeln muss.

Da die Früherkennung eines Glaukoms dazu führt, dass rechtzeitig behandelt werden kann, ist dies die wichtigste Voraussetzung für einen guten Krankheitsverlauf.

Ursachen

In den meisten Fällen handelt es sich bei einem Glaukom um einen erhöhten Augeninnendruck. Die Ursache der Druckerhöhung ist eine Dysbalance zwischen Produktion und Abfluss des so genannten Kammerwassers. Das Kammerwasser wird vom Ziliarkörper gebildet und fließt zunächst in die hintere Augenkammer. Entlang der dünnen fadenähnlichen Aufhängung der Linse fließt das Kammerwasser dann weiter in die vordere Augenkammer, zuerst hinter der Regenbogenhaut (Iris), dann durch die Pupille in den Bereich zwischen Iris und Hornhaut. Von dort bewegt sich die Flüssigkeit entweder nach oben oder nach unten durch das Gewebe des Trabekelwerkes bis zum so genannten Schlemmschen Kanal. Das Trabekelwerk kann man sich wie ein lockeres schwammartiges Gewebe vorstellen, das die Flüssigkeit zunächst aufnimmt und sie dann an den dahinterliegenden Schlemmschen Kanal weiterleitet. Dieser Kanal sieht aus wie eine runde Öffnung. Von dieser Stelle aus wird das Kammerwasser normalerweise in Kammervenen eingespeist, wo sich das Wasser mit dem venösen Blut vermischt und so wieder in den Körper zurückgeleitet wird.

Bei einem Glaukom entsteht nun ein Druck im Auge. Die Ursachen hierfür sind unterschiedlich. Meist liegt der Grund in einem irgendwie gestörten Abfluss des Kammerwassers (in seltenen Fällen kann auch die Produktion des Kammerwassers gestört sein). Da das Auge weiterhin Kammerwasser produziert, entsteht im Auge ein gewisser Druck.

Eine weitere Ursache ist der so genannte Kammerwinkel. Als Kammerwinkel bezeichnet man den Winkel zwischen der Regenbogenhaut und der Hornhaut. Dieser kann besonders weit sein (Weitwinkelglaukom), besonders eng (Engwinkelglaukom) oder er ist verschlossen (Winkelblock oder akuter Glaukomanfall). Zu einem Druckanstieg kann es auch kommen, wenn der Abflusskanal im Auge ‚verkalkt' ist, sich dort also bestimmte Ablagerungen gebildet haben, die weniger Kammerwasser durchlassen als sonst.

Natürlich sorgt das Kammerwasser normalerweise dafür, dass ein gewisser Druck im Auge konstant gehalten wird, denn sonst würde das Auge zusammenfallen. Der Normaldruckbereich liegt zwischen 10 und 21 mm Hg (Millimeter Quecksilbersäule) (Mittelwert 15 mm Hg). In der Regel schwankt die Druckhöhe bei einem Patienten. Bedingt durch das Alter oder auch die Tageszeit kann der Druck sehr unterschiedlich ausfallen. Bis zu 4 mm Hg können die Messungen im so genannten Tagesprofil sein, das ein Augenarzt mittels mehrerer Messungen an einem Tag bei Glaukomverdacht erstellt. In der Regel ist der Druck morgens höher als abends. Zwischen 22 und 26 mm Hg liegt ein gewisser Toleranzbereich, der jedoch einer genauen Beobachtung durch den Augenarzt bedarf. Ist der Druck dauerhaft in diesem Bereich, so muss behandelt werden. Wenn die Druckschwankungen des Tagesprofils 4 mm Hg übersteigen, besteht ebenfalls ein Verdacht auf Glaukom, aber auch wenn es zwischen dem rechten und dem linken Auge starke Druckunterschiede (ab 5 mm Hg) gibt.

Der erhöhte Druck im Auge wirkt sich besonders schlecht auf den Sehnerv aus. Der Kopf des Sehnervs ist mit kleinen Gefäßen durchsetzt, die durch den Druck zusammengequetscht werden und der Sehnerv so langsam abstirbt. Die Durchblutungsstörungen führen zunächst zu einer Unterversorgung des Gewebes, das dadurch Schwund (Atrophie) im so genannten blinden Fleck (Austrittspunkt des Sehnervs aus dem Auge, an dem sich keine Sinneszellen befinden) zur Folge hat. Im weiteren Verlauf stirbt das Gewebe ab und es kommt zum Verlust des Sehvermögens.

Der Druck allein ist jedoch wenig maßgebend für eine Glaukomdiagnose, denn es gibt auch ein Glaukom, das bei Normaldruck entsteht (Normaldruckglaukom) oder niederem Druck (Niederdruckglaukom).

Eine weitere Ursache kann eine Durchblutungsstörung am Sehnervkopf sein, der nicht durch erhöhten Augeninnendruck ausgelöst wurde. Allerdings ist es bis heute schwierig, den Zustand des Sehnervkopfes genau zu bestimmen. Mit den existierenden Untersuchungsmethoden kann man sich ein Urteil über die allgemeine Durchblutung der Netzhaut und des Sehnervs nur aufgrund anderer Begleitfaktoren erschließen. Niedriger Blutdruck oder Arteriosklerose können ebenfalls Gründe sein, dass trotz Normaldruck typische Glaukomschäden an den Augen entstehen. Herzinsuffizienz (Herzschwäche) oder Blutarmut (Anämie) können vergleichbare Symptome auslösen.

Diagnose

Um ein Glaukom genau zu diagnostizieren, muss vom Augenarzt eine ganze Reihe von Untersuchungen gemacht werden. Zum einen ist das eine Sehschärfenkontrolle und eine Untersuchung der Kontrastwahrnehmung. Die zweite wichtige Untersuchung ist die Erfassung des Gesichtsfeldes an einem Perimeter. Eine Augenhintergrundsuntersuchung ist wichtig, um den Sehnervkopf und dessen Zustand zu untersuchen, sowie die bereits erwähnte Druckmessung. Erst nachdem all diese Untersuchungen gemacht wurden, kann ein Augenarzt die Diagnose stellen.

Bei einem beginnenden Glaukom kann sich insbesondere die Kontrastwahrnehmung beim Sehen verändern. Um dies zu untersuchen, muss der Patient auf schwarz-weiße Muster blicken, die mit unterschiedlichen Kontrasten versehen sind, die dem Augenarzt Rückschlüsse auf das Kontrastsehvermögen ermöglichen.

Um das Gesichtsfeld zu untersuchen, benutzt der Augenarzt ein so genanntes Perimetergerät. Der Patient setzt sich bei der Messung vor eine kugelförmige Schale mit glatter Oberfläche. Durch Knopfdruck muss der Patient dann auf bestimmte Lichtsignale reagieren, die dann mithilfe eines Computers grafisch dargestellt werden.

Bildet sich am Auge ein Glaukom, so gibt es typische Verlaufsbilder bei der Gesichtsfelduntersuchung. Im Anfangsstadium sind es die ersten Nervenfasern des Sehnervkopfes, die zerstört werden. Im Perimeterbild zeigt sich zunächst eine Vergrößerung des blinden Flecks (dem Sehnerveintrittspunkt ins Auge), mit bogenförmigen Ausfällen im weiteren Verlauf. In diesem Stadium bemerkt der Patient meist noch nichts von seiner Erkrankung, die Ausfälle sind aber im Perimeterbild sehr gut zu sehen.

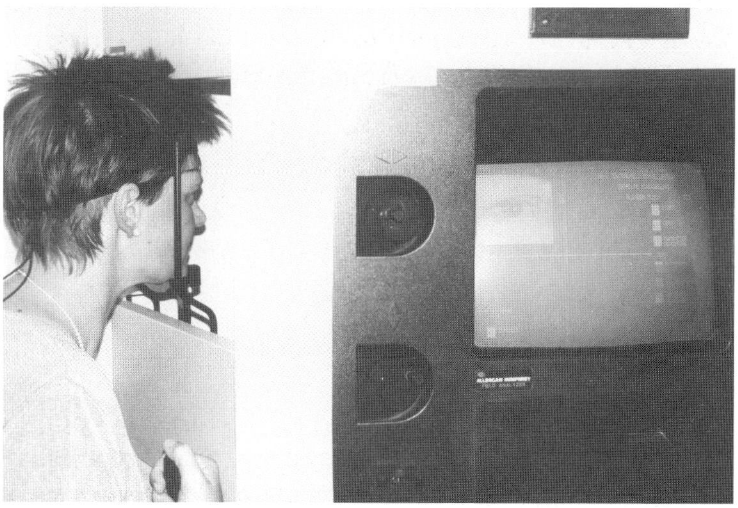

Perimetermessung

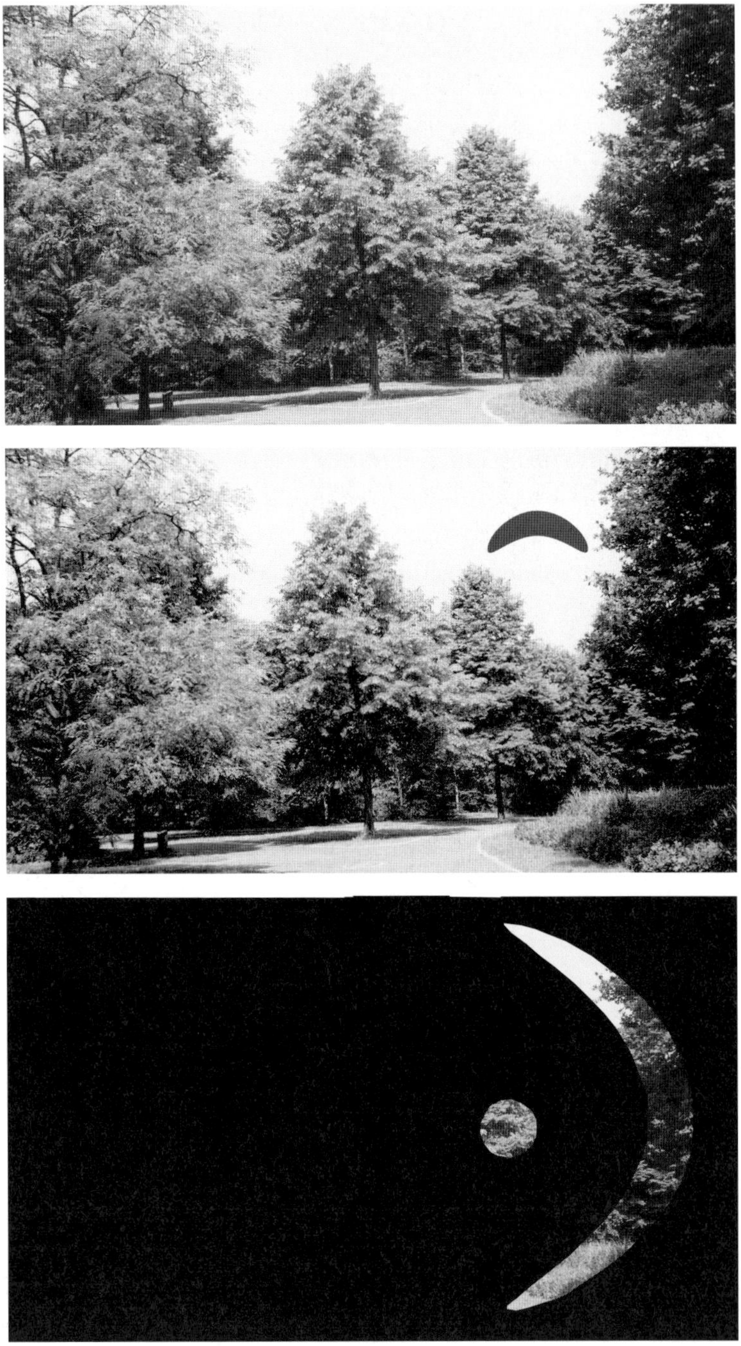

Stadien glaukomatöser Gesichtsfeldausfälle

In der Regel schreiten die Gesichtsausfälle dann zur Nase hin weiter fort. Ebenfalls typisch für dieses Stadium sind so genannte ‚zentrale Restinseln'. Das ist besonders tückisch, da dies ebenfalls dazu führt, dass der Patient oft nicht bemerkt, was an seinem Auge geschieht. Erst im Spätstadium, wenn man kaum mehr behandeln kann, fällt auch dieser Restsehbereich aus. Ist das vollständige Endstadium der Erkrankung erreicht, kann ein Gesichtsfeld gar nicht mehr ermittelt werden.

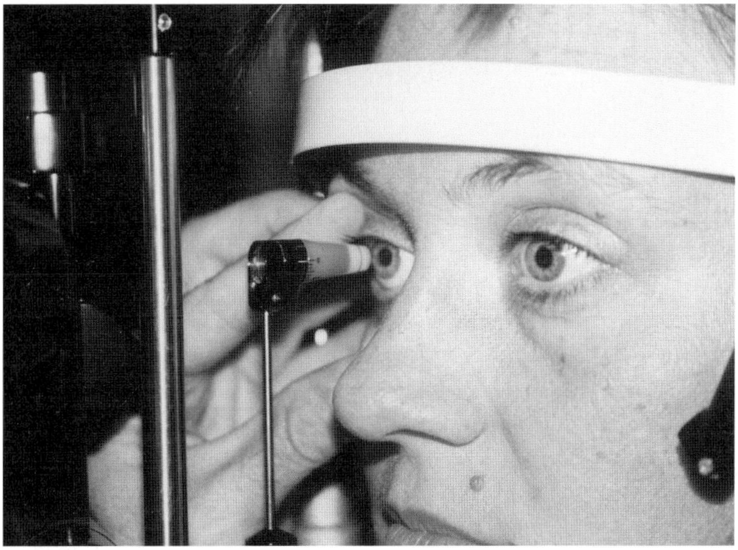

Druckmessung bei Glaukom (Tonometer)

Die Messung des Augeninnendrucks (Tonometrie) gehört heute zur Standarduntersuchung bei jedem Augenarzt. Durch diese Routineuntersuchung wird häufig ein Glaukom entdeckt, das dem Patienten bis dahin nicht bekannt war. Bei einer Tonometer-Messung wird ein kleines Messgerät direkt auf die Augenoberfläche gesetzt, die vorher mit einem Tropfenpräparat betäubt wurde. Im Normalfall liegt der gemessene Druck zwischen 10 und 21 mm Hg (Quecksilbersäule).

Zur Untersuchung eines Glaukoms gehört auch die Untersuchung des Sehnervs, der alle Sinneseindrücke der Rezeptoren an das Gehirn weiterleitet. Die Stelle, an der der Sehnerv hinten aus dem Auge austritt, nennt man blinder Fleck, Papille oder Sehnervkopf. Um diesen Sehnervkopf untersuchen zu können, tropft der Augenarzt mit einem entsprechenden Mittel die Pupille weit, die Pupille wird dadurch zeitweilig ‚gelähmt'. Dadurch kann der Augenarzt besser den Augenhintergrund mit einem Ophthalmoskop untersuchen. Allerdings kann dies bei einem Engwinkelglaukom gefährlich werden, da hier die Gefahr besteht, durch einen Verschluss zwischen Iris und Hornhaut einen Glaukomanfall auszulösen, begleitet von extrem starker Druckerhöhung und heftigen Schmerzen. Daher wird bei Glaukomverdacht in der Regel der Kammerwinkel zuerst untersucht.

Wenn der Sehnervkopf durch erhöhten Augeninnendruck bereits über einen längeren Zeitraum belastet ist, entsteht eine glaukomtypische Ausbuchtung an dieser Stelle. Der Augenarzt kann diese Stelle vermessen und fotografiert sie möglicherweise auch. Diese Wölbung ist ein Anzeichen für eine beginnende Zerstörung der Sehnervfasern, die dann die typischen Gesichtsfeldausfälle nach sich ziehen. Die Wölbung ist zunächst klein, sie kann sich aber zum Rand hin vergrößern und vertiefen. Hat sie den Rand erreicht, bedeutet das, dass das Endstadium erreicht ist.

Bei fortgeschrittener Wölbung können sich auch Gefäße zeigen, die aus der Wölbung hervortreten, manchmal können sie regelrecht abknicken. Dieser degenerative Prozess kann sich sogar bis zur Aderhaut hin fortsetzen.

Wissenswertes

Drei Behandlungsmöglichkeiten der Schulmedizin

Die Schulmedizin hat im Wesentlichen drei Ansätze, das Glaukom zu behandeln. Zum einen ist das der medikamentöse Ansatz, bei dem durch die Gabe von unterschiedlichen Tropfenpräparaten der Druck im Auge unter Kontrolle gehalten werden soll. Zum anderen ist das der operative Eingriff, bei dem entweder die Abflussblockade für das Kammerwasser behoben werden soll, oder kammerwasserproduzierendes Gewebe entfernt wird, ebenfalls mit dem Ziel, den Druck im Auge zu kontrollieren. Die dritte Möglichkeit ist eine Laserbehandlung, bei der man versucht, wie beim operativen Eingriff, die Abflussblockade für das Kammerwasser zu beheben.

In den seltensten Fällen wird durch diese Methoden das Glaukom geheilt. Es ist durch diese Methoden gut behandelbar, so dass es nicht zur Erblindung kommen muss, eine Heilung ist jedoch nicht die Regel.

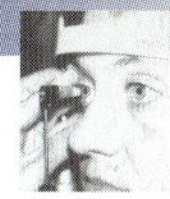

Nach der ersten Diagnosestellung werden meist Betablocker verschrieben. Diesen Wirkstoff, der in den unterschiedlichen Arzneimitteln, die im Handel sind, ist in unterschiedlich hohen Dosen enthalten. Man setzt ihn ein, um die Kammerwasserbildung zu drosseln und den Abfluss des Kammerwassers zu verbessern.

Der genaue Wirkmechanismus der Betablocker ist bis heute pharmakologisch nicht eindeutig bekannt. Man nimmt an, dass sich Betablocker auf das sympathische Nervensystem auswirken. Im Auge würde das bedeuten, dass sich der Muskeltonus (Muskelspannung) des Ziliarmuskels senkt und der Pupillenerweiterungsmuskel aktiviert wird; dadurch erschwert sich der Abfluss durch den Schlemmschen Kanal. Jeder Mensch kennt die natürliche Reaktion des Auges bei Schreck und Angst: Die Pupillen erweitern sich stark. Wird nun ein Betablocker eingenommen, müsste diese sympathikotone Reaktion gehemmt werden, das heißt die Pupille kann sich nicht mehr maximal erweitern und der Zugang zum Schlemmschen Kanal bliebe so offen und das Kammerwasser kann besser abfließen.

Verschiedene Studien haben allerdings gezeigt, dass der Hauptwirkmechanismus wohl darin besteht, dass die Kammerwasserproduktion durch den Betablocker reduziert und damit der Druck gesenkt wird. Pharmafirmen schreiben entsprechend in den Beipackzetteln, dass keine Beeinträchtigung des Sehvermögens durch Beeinflussung der Pupille stattfindet.

Als Nebenwirkung kann es bei Asthma, Herzinsuffizienz (Herzschwäche), Verlangsamung des Herzschlages (Bradykardy) oder Herzrhythmusstörungen zu generellen Beeinflussungen der Herz- und Lungenfunktion kommen.

INFO

Betablocker können eine starke Erstreaktion verursachen.

Wurden Betablocker verschrieben, muss meist zweimal täglich getropft werden. Dabei ist die Einhaltung einer strengen Regelmäßigkeit (möglichst immer zur gleichen Stunde) besonders zu beachten. Genaue Hinweise zur Dosierung gibt der Arzt oder man findet entsprechende Verabreichungsempfehlungen im Beipackzettel des Tropfenmittels.

Bedenken muss man beim ersten Einnehmen von Betablockern, dass es eine starke Erstreaktion geben kann. So sind spontane Drucksenkungen von 40 bis 50 % keine Seltenheit. Die Augen gewöhnen sich mit der Zeit an die Tropfen und unterm Strich kann man den Druck um insgesamt etwa 20 % senken. Je nach Ausgangs-Druckhöhe kann dies ausreichend sein oder immer noch einen erhöhten Druck bedeuten. Da das Präparat über einen sehr langen Zeitraum eingenommen werden muss, stellt sich die eine oder andere Nebenwirkung ein, mit der man wohl leben muss. Studien haben gezeigt, dass nach vielen Jahren Einnahme die Wirkung des Präparates nachlässt. Daher muss die Dosierung immer wieder zusammen mit dem Augenarzt neu bestimmt werden.

Laserbehandlung

Die Augenheilkunde zieht eine Laserbehandlung bei einem Glaukompatienten in der Regel erst dann in Erwägung, wenn die medikamentöse Behandlung fehlgeschlagen ist, das heißt, der Augeninnendruck bleibt weiterhin erhöht und der Gesichtsfeldausfall schreitet weiter fort.

Bei der Laserbehandlung handelt es sich um ein Laserkoagulationsverfahren. Anders als bei der Makuladegeneration werden hier keine Laserherde auf die Netzhaut gesetzt, sondern ins Trabekelwerk. Der Vorteil dieser Behandlung ist, dass das Auge nicht geöffnet werden muss.

Behandelt wird mithilfe eines Kontaktglases, das den Laserstrahl durch die Spiegelkonstruktion um die Ecke lenken kann. Eine Drucksenkung tritt jedoch nicht sofort ein. Die einzelnen Untersuchungsergebnisse sind extrem unterschiedlich, und die generelle Erfolgsrate nicht besonders hoch. Wissenschaftliche Studien sprechen von einer rund 80%igen Druckverringerung nach zwei Jahren und einer 40%igen nach fünf Jahren. Der Effekt lässt in der Regel nach einigen Jahren nach, so dass dann eine weitere Behandlung mit Laser notwendig werden kann.

Die Laserbehandlung wird ambulant durchgeführt. Der Patient sitzt an der Spaltlampe, die Hornhaut wird betäubt und ein Gleitmittel für das Prismenglas aufgebracht. Danach erfolgt die Laserbehandlung durch das Kontaktglas. Nach der Behandlung kann der Patient sofort wieder nach Hause gehen.

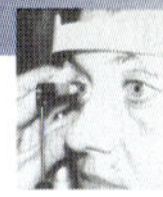

Operation

Die Operation eines Glaukoms wird von einem Augenarzt erst dann in Erwägung gezogen, wenn alle anderen Mittel versagt haben. Das Ziel der Operation ist es, entweder das Kammerwasser mittels eines künstlichen Kanals über die Lederhaut ins Bindegewebe abzuleiten, oder den Kammerwinkel zu vergrößern und den Schlemmschen Kanal freizulegen. Beide Operationsformen werden heute sogar schon ambulant angeboten, bei schwierigeren Fällen operiert man allerdings lieber stationär, denn nach der Operation müssen viele Untersuchungen und Tests gemacht werden. Die Eingriffe dauern in der Regel 20 bis 30 Minuten und werden bei örtlicher Betäubung und einem Beruhigungsmittel durchgeführt. Schmerzen treten nach der Operation meistens nicht auf.

Behandlung mit Augenakupunktur

Die Behandlung des grünen Stars mit Augenakupunktur ist sehr erfolgversprechend. Auch hier weiß man noch nicht genau, was die Akupunktur im Auge auslöst. Man geht jedoch davon aus, dass die Blutversorgung des Auges erhöht wird, die wiederum eine Aktivierung des innerokularen Stoffwechsels nach sich zieht. Die Augen-Akupunkteure haben festgestellt, dass sich der Druck im Augeninneren bereits nach wenigen Sitzungen in den Normalbereich bewegen kann.

Da Glaukompatienten in der Regel Augentropfen von ihrem behandelnden Arzt verschrieben bekommen haben, ist es äußerst wichtig, den Patienten rasch zur Augenkontrolle zu schicken und dann gemeinsam mit dem Augenarzt zu entscheiden, in welcher Form eine Dosierungsänderung vorgenommen werden kann.

Auch wenn es den Augenärzten unmöglich erscheint, es ist durchaus möglich und auch nicht selten, dass Gesichtsfeldeinschränkungen reversibel sind. Dies konnte durch eine ganze Reihe von Perimeteruntersuchungen von Augenärzten, die Glaukompatienten während der Akupunkturbehandlung begleitet haben, definitiv bestätigt werden. Selbst wenn der Patient bereits eine Glaukomoperation hinter sich hat, ist es realistisch, Verbesserungen am Augeninnendruck und dem Gesichtsfeld zu erreichen.

Wichtig

Auf keinen Fall dürfen sie als Patient ohne Absprache mit ihrem Augenarzt eigenmächtig die Tropfen absetzen – das kann gefährlich werden!

Ein wichtiger Unterschied bei der Akupunkturbehandlung von Glaukom zu anderen Augenakupunkturen ist die Benutzung etwas anderer Punkte. Man hat festgestellt, dass es einige Akupunkturpunkte am Körper gibt, die sich besonders positiv auf den Druck im Auge auswirken.

Als begleitende Therapien zum Glaukom empfehlen sich zusätzlich alle Verfahren, die die generelle Blutkonsistenz beeinflussen, um den Stoffwechsel im Körper anzuregen. Dazu gehört die Sauerstoff-Mehrschritt-Therapie, Ozontherapie, Chelat-Therapie, Mikrobiologie, Schüsslersalze, Vitaltherapie und natürlich eine geeignete Ernährungsumstellung zur Leberentgiftung.

Grauer Star – Katarakt

Obwohl der graue Star leicht durch eine Operation behoben werden kann, ist diese Erkrankung weltweit immer noch die häufigste Ursache für Erblindung. In vielen Entwicklungsländern sind die Betroffenen so arm, dass sie sich keine Operation leisten können – und so bleibt der graue Star unbehandelt.

Die Entstehung des Namens ‚grauer Star' ist vermutlich in der Schule des Hippokrates zu finden. Damals ging man davon aus, dass alle Störungen im Körper durch bestimmte Körpersäfte verursacht werden, so auch beim grauen Star. Die Erkrankung nannte man damals ‚Hypochyma', was übersetzt ‚Erguss' bedeutet. Die vermutete Flüssigkeit, die sich ins Auge ergießt, sollte im Auge erstarren und so ein Häutchen vor der Linse bilden. Heute bezeichnet man den grauen Star mit ‚Katarakt', das bedeutet übersetzt ‚Wasserfall'. Dieser im Prinzip falsch übersetzte Begriff entstand im 11. Jahrhundert und hat sich bis heute gehalten.

Nach einer wissenschaftlichen Studie, die der Berufsverband deutscher Augenärzte durchführte, wurden in Deutschland 1999 mehr als 500.000 Kataraktoperationen durchgeführt, mit einer generell steigenden Tendenz. Sie gehört damit zu der mit Abstand am häufigsten durchgeführten Operation in Deutschland. Im gleichen Zeitraum wurden vergleichsweise in den USA zwei Millionen Kataraktoperationen durchgeführt. Weltweit vermutet man mehr als 20 Millionen Betroffene.

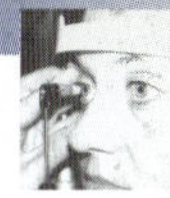

Der graue Star kann in jedem Alter auftreten, bei Säuglingen, Kindern und Jugendlichen und bei Älteren. Bei einem angeborenen grauen Star geht meist eine Viruserkrankung der Mutter in der Schwangerschaft voraus. Bei 40 bis 60% dieser Fälle handelt es sich dabei um Röteln, bei 10 bis 20% ist es Mumps.

Der weitaus häufigere Fall ist der graue Star im fortgeschrittenen Alter. In der Gruppe der 52- bis 64-Jährigen sind rund 50% von der Krankheit betroffen, jedoch nicht alle haben Sehstörungen. In der Altersgruppe der 65 bis 75-Jährigen sind 100 % betroffen, 50% davon haben jedoch keine Sehstörungen. Das bedeutet, dass sich in der letzteren Altersgruppe etwa jeder Zweite einer Operation unterziehen muss.

Die Ergebnisse einer Kataraktoperation sind hervorragend. Bei 90% aller Eingriffe verbessert sich die Sehleistung um 50 bis 100%. Bis 1982 wurde bei einer Kataraktoperation lediglich die Linse aus dem Auge entfernt und das Sehvermögen anschließend durch eine so genannte Starbrille reguliert. Ab 1983 begann man in Deutschland nach der Entfernung der Linse eine künstliche Linse ins Auge zu setzen. Heute wird kaum eine Operation ohne künstliche Linse gemacht.

Im Normalfall ist die Linse im Auge klar und durchsichtig. Beim grauen Star beginnt sich die Linse einzutrüben, vornehmlich im fortgeschrittenen Alter. Der graue Star zählt somit ebenfalls zu den degenerativen Augenleiden.

Wissenswertes

Die Aufgabe der Linse

Die Aufgabe der Linse besteht darin, das Licht durchzulassen, und das einfallende Bild scharf zu stellen. Sie wirkt außerdem als Filter für gefährliche UV-Strahlen. Durch einen Ringmuskel (Ziliarkörper), der mit faserförmigen Fäden mit der Linse verbunden ist, und der sich zusammenziehen oder erweitern kann, verformt sich die Linse und verändert so ihre Brechkraft. Je nachdem, ob die Linse sich verflacht oder verdickt, wird so der Brennpunkt ganz exakt auf die Netzhaut gebracht. Diesen Vorgang nennt man Akkomodation.

Die Linse ist in ihrer gesunden Form ein durchsichtiges Organ. Sie besteht aus einer Linsenkapsel, der Linsenrinde und dem Linsenepithel und besitzt weder Nerven noch Blutbahnen. Sie ist nach vorne hin flacher, zum Augeninneren hin stärker gekrümmt. Da sie nach beiden Seiten hin gewölbt ist, spricht man auch von einer bikonvexen Form. Sie hat am Äquator, der maximalen Durchmessergröße, eine Länge von ca. 10 mm bei einer Dicke bis zu 3 mm. Sie besteht im Wesentlichen aus Adenosintriphosphat und Glutathion. Der Eiweißgehalt der Linse liegt bei 35 %, und damit ist sie das proteinreichste Organ des gesamten Körpers.

Die Linse ist in ihrem Inneren, wie eine Zwiebel oder ein Baum, in verschiedenen Schichtringen aufgebaut. Sie verdreifacht im Laufe des Lebens eines Menschen ihre Größe, indem sich immer weitere schalenförmige Schichten außen entlang des Linsenepithels am vorderen Teil der Linse neu bilden. Bei der Linse gibt es keine Abstoßungen von alten Zellen, wie das beispielsweise bei der Haut der Fall ist. Dies ist mit ein Grund für die Entstehung einer Katarakt. Die durchsichtigen Linsenfasern bilden schließlich die Linsenrinde.

Die Linse ist nicht, wie viele meinen, ein völlig inaktives Organ. Neben ihrer optisch bedingten Verformung geht im Inneren der Linse eine ganze Menge vor sich. Im Rahmen eines Stoffwechsels wird die Linse ernährt durch das Kammerwasser, das durch die Linsenkapsel diffundiert (flüssiger Ausgleich zwischen unterschiedlichen Nährstoffkonzentrationen in der Linse und dem Kammerwasser).

Kommt es nun zu einer Kapselschädigung, ist dieser Stoffwechsel gestört. Die Folge ist, dass das Kammerwasser in die Linse eindringen kann und es dort zu Rindenquellungen und damit auch zu Rindentrübungen kommt. Die Folge: grauer Star.

Eine weitere Ursache liegt darin, dass durch das natürliche Wachstum der Linse im Inneren der Linse Verhärtungen entstehen, weil der Stoffwechsel im Linsenkern nicht mehr so gut funktioniert. Wird der Kern immer härter, verändert das auch die Verformungsfähigkeit der Linse und somit entsteht eine Alterssichtigkeit.

Ursachen

Die Ursachen, die zu einer Auslösung des grauen Stars führen, sind sehr unterschiedlich. Ein grauer Star kann beispielsweise durch dominante Vererbung auf die Kinder übertragen werden. Bei Kindern, die unter grauem Star leiden, können Embyonalstörungen im Mutterleib die Ursache sein. Auch Röntgenbestrahlung, radioaktive Strahlung oder Viruserkrankungen wie Röteln, Windpocken, Mumps, Kinderlähmung und ansteckende Hepatitis können den grauen Star verursachen.

Bei über 90% aller Fälle tritt der graue Star jedoch erst im Alter auf, als so genannter Altersstar. Er kann auch als Begleiterscheinung bei der Zuckerkrankheit auftreten, vor allem dann, wenn der Zuckerspiegel nicht gut eingestellt ist. Andere Augenerkrankungen wie chronische Regenbogenhautentzündung, Netzhautablösung oder weitere Erkrankungen der Netzhaut können als Zusatzeffekt ebenfalls grauen Star verursachen. Als weitere Auslöser gelten mechanische Einwirkungen auf das Auge, wie bei Verletzungen, stumpfen Einwirkungen auf das Auge oder nach Operationen.

Unterschiedliche Startypen

Der Bereich der Linse, der sich eintrübt, ist von Fall zu Fall sehr unterschiedlich. Daher unterscheidet der Augenarzt eine ganze Reihe unterschiedlicher ‚Startypen'. Die wichtigsten sind der *Totalstar*, bei dem die Linse vollständig eingetrübt ist, der *Kernstar*, der angeboren bzw. vererbt ist, mit Trübungen zentral im Linsenkern. Außerdem gibt es den *Schichtstar*, bei dem nur eine einzige Schicht der Linse eingetrübt ist, der Pulverstar, der im Bereich des Linsenkerns Trübungen hat, die pulverförmig aussehen. Außerdem gibt es noch den hinteren *Rindenstar* mit einer Trübung im hinteren Bereich der Linse und den *Spindel-* bzw. *Pol-*, bzw. *Pyramidenstar* mit Trübungen an der Linsenoberfläche.

Der *Altersstar* ist die Form des grauen Stars, die am häufigsten vorkommt. Die Linsentrübungen beginnen meist schon mit ca. 40 Jahren. Was genau die Katarakt am Auge verursacht, ist bislang wissenschaftlich noch nicht geklärt. Man geht davon aus, dass es eine ganze Reihe von Faktoren gibt, die ihn auslösen und dass insbesondere Veränderungen der Enzymsysteme im Kohlehydratstoffwechsel als wichtigste Verursacher infrage kommen. Dieser Stoffwechsel ist nämlich die bedeutendste Energiequelle unter anderem für die Linse. Ein weiterer wichtiger Grund liegt in einem ernährungsbedingten Mangel an Aminosäuren und einem zu niedrigen Wasserhaushalt (Dehydration). Auch eine erhöhte Sonneneinstrahlung wirkt sich kataraktbildend aus.

Immer wieder kommt es vor, dass zusammen mit dem grauen Star auch andere Augenerkrankungen vorkommen. Besonders häufig ist die Kombination von Makuladegeneration und grauem Star. Ist die Makuladegeneration bereits weit fortgeschritten, so nehmen die Ärzte häufig Abstand von einer Linsenoperation, da sie sich von dem Ergebnis wenig versprechen. Selbst wenn die Linse herausgenommen würde, so meinen die Ärzte, kann der Patient bedingt durch die Sehbeeinträchtigung der Makuladegeneration auch nach der Operation nicht besser sehen. Nicht alle Augenärzte teilen diese Meinung. Ein auslösender Zusammenhang zwischen Makuladegeneration und grauem Star ist durchaus denkbar.

Bei einer chronischen Regenbogenhautentzündung oder einer immer wieder erneut auftretenden Netzhautablösung kann es durchaus, quasi als ‚Nebeneffekt', zur Bildung eines grauen Stars kommen. Meist beginnen die Linsentrübungen an der hinteren Linsenrinde und schreiten von dort aus mit unterschiedlich hoher Geschwindigkeit fort.

Der Altersstar kommt bei Diabetikern öfter vor. In der Regel beginnt bei ihnen das Leiden schon früher als bei Nicht-Diabetikern. Insbesondere bei jugendlichem Diabetes kann es unter Umständen zu einer rasanten Entstehung einer Katarakt kommen, vor allem dann, wenn der Zucker nicht gut eingestellt ist. Im Anfangsstadium zeigen sich schneeflockenartige, punktförmige Trübungen in der Linsenrinde, meist eng unter der vorderen Linsenkapsel. Es ist eher selten, dass sich aus einem so entstandenen Star ein Totalstar bildet. Bedingt durch Schwankungen des Blutzuckerspiegels kann es in der Linse zu Brechkraftveränderungen kommen, denn manchmal lagert sich Wasser in der Linse ein.

Diagnose

Die Diagnose des grauen Stars funktioniert am besten durch eine Untersuchung an der Spaltlampe beim Augenarzt. Hierbei handelt es sich um ein binokulares Mikroskop (der Arzt schaut mit beiden Augen in das Gerät), das eine 6- bis 60fache Vergrößerung ermöglicht. Je nachdem, mit welchem Winkel (er ist verstellbar) das Licht ins Auge fällt, lassen sich bestimmte Bereiche des Auges besser oder schlechter erkennen. Durch die spezielle Lichtführung kann der Arzt einen regelrechten optischen Schnitt durch die Linse machen. Alle Formen einer Veränderung oder spezielle Strukturentwicklungen der Linse lassen sich so erkennen.

Beim grauen Star wird das Licht eher seitlich ins Auge geworfen, dadurch lassen sich die Schichten der Linse besser erkennen und der Augenarzt vermag so die exakten Veränderungen der Linse genau zu diagnostizieren. Der Augenarzt erkennt im Spaltlampenbild eine milchig-gräuliche Trübung auf der Pupillenebene.

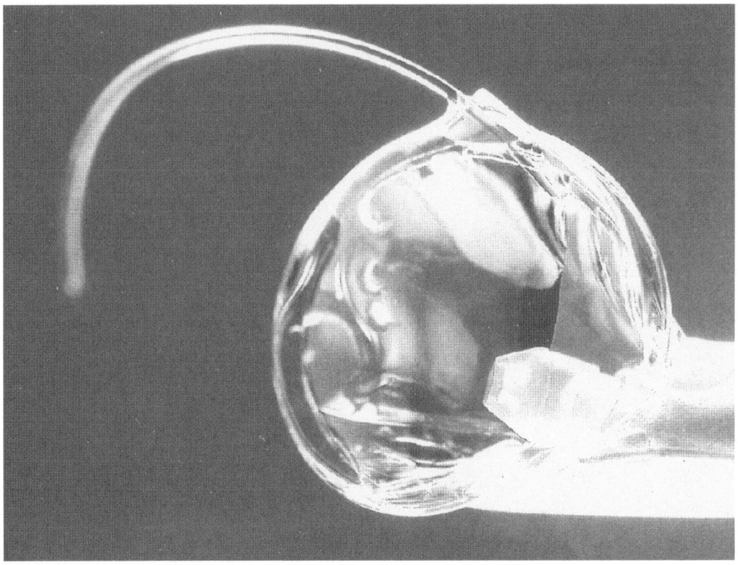

Künstliche Linse vor ihrem Einsatz

Behandlung

Genau genommen gibt es nur eine Möglichkeit bei der Behandlung des grauen Stars: die Operation. Bis heute ist es der Wissenschaft nicht gelungen, ein Medikament zu entwickeln, das den grauen Star verbessern kann. Dies gilt sowohl für das Behandeln der Erkrankung an sich als auch für den Versuch, die Krankheit aufzuhalten. Es gibt zwar eine ganze Reihe von Präparaten, die auf dem Markt angeboten werden, ihre Wirksamkeit bezieht sich jedoch meist nicht auf den grauen Star selbst, sondern behandelt die Gesamtkonstitution des Patienten.

Bis vor rund 25 Jahren hat man bei einer Kataraktoperation die Linse immer noch zusammen mit der Kapsel entfernt. Die Hornhaut des Auges wurde dabei zunächst breit geöffnet, dann wurde ein Kältestab eingeführt, der die Linse an der Stabspitze festfror und so wurde die Linse aus dem Auge entfernt. Heute werden künstliche Linsen nach der Entfernung der Linse eingesetzt. Wenn es irgendwie möglich ist, bevorzugt man heute Hinterkammerlinsen und versucht, lediglich den Linsenkern und die Linsenrinde zu entfernen und die Kapsel im Auge zu lassen. Man nutzt die Kapsel dann, um dort eventuell eine künstliche Linse einzusetzen.

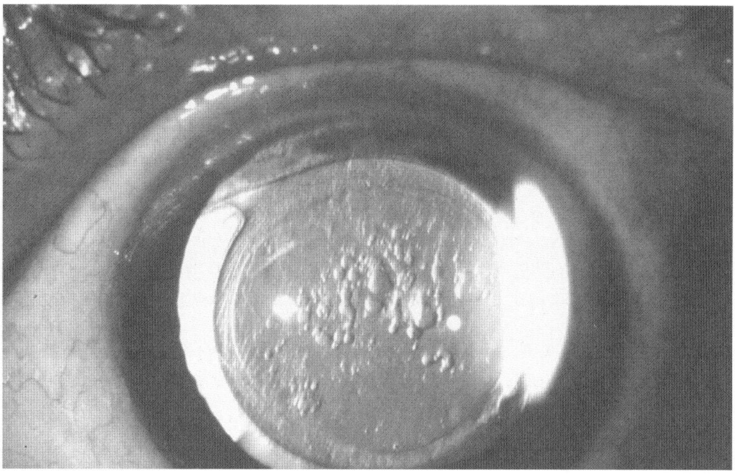

Nachstar

Generell verläuft die Kataraktoperation in 90 % aller Fälle völlig problemlos. Sowohl während als auch nach dem chirurgischen Eingriff kommt es kaum zu Komplikationen – er gilt als sicher und schonend.

Durch die Öffnung des Auges kommt es bei der Operation natürlich zu einem enormen Druckabfall im Auge. Daher treten sehr selten (etwa 1 Promille) massive Blutungen der Netzhaut oder der Aderhaut auf, vor allem dann, wenn die Netzhaut mit verkalkten Blutgefäßen durchsetzt ist. Im schlimmsten Fall kann es zum vollständigen Sehverlust kommen. Wenn die Linsenkapsel im hinteren Teil aufreißen sollte, dann tritt Glaskörper aus dem Inneren des Auges aus, der dann abgetragen werden muss. Wenn die Kapsellinse zu große Verletzungen hat, dann greift der Operateur zu einer so genannten Vorderkammerlinse, durch die das Problem behoben werden kann.

Früher befürchtete man oft eine nachfolgende Netzhautablösung. Seit man jedoch künstliche Linsen einsetzt, ist diese Gefahr weitgehend gebannt. Sollte es dennoch dazu kommen, ist eine Netzhautoperation notwendig.

Etwa 20 bis 30% der Operierten entwickeln nach dem Linseneingriff einen so genannten ‚Nachstar'. Darunter versteht man eine weitere Trübung der im Auge verbliebenen Linsenkapsel. Die Linsenzellen der Linsenkapsel beginnen weiter zu wachsen und bilden so eine narbenartige Verdichtung der hinteren Linsenkapsel. Der Nachstar wird in der Regel ambulant, bei örtlicher Betäubung durch Augentropfen, in einem weiteren Eingriff operiert. Dabei wird zunächst die Linsenkapsel mit einem speziellen Laser geöffnet und die trüben Kapselzellen abgesaugt.

Grauer Star bei Kindern

Es gibt Kinder, die bereits mit einem grauen Star geboren werden. Die Ursachen sind sehr unterschiedlich. Bei etwa $^1/_3$ der Betroffenen taucht der graue Star in Verbindung mit anderen Erkrankungen des Körpers auf, meist handelt es sich hierbei um Stoffwechselerkrankungen. Häufig geht in diesen Fällen eine Viruserkrankung der Mutter in der Schwangerschaft voraus. Bei 40 bis 60 % dieser Fälle handelt es sich dabei um Röteln, bei 10 bis 20 % ist es Mumps. Bei einem weiteren Drittel ist der Vorgang genetisch festgelegt und beim letzten Drittel sind die Ursachen unbekannt.

Nicht immer ist der graue Star schon direkt nach der Geburt voll ausgeprägt. Er kann sich durchaus erst in den ersten Lebensjahren entwickeln. Ist der graue Star erst im Anfangsstadium, so kann er sich später weiterentwickeln.

Die kindliche Linse kann aufgrund ihrer biochemischen Zusammensetzung noch sehr gut ihre Form verändern. Diese Fähigkeit nimmt mit zunehmendem Alter ab. In der Regel bildet sich ein grauer Star bei Kindern nicht zurück. Je nachdem, wie stark die Trübungen der Linse sind, muss auch beim Kind operiert werden. Das Problem bei Kindern ist: Operiert man nicht, kann sich das negativ auf das noch nicht ausgereifte Sehorgan auswirken.

Spätestens während der zweiten Vorsorgeuntersuchung im Säuglingsalter (U2) kann der Arzt die Katarakterkrankung erkennen. Sie zeigt sich meist als heller Fleck in der dunklen Pupille. Der Arzt führt bei einem Verdacht den so genannten Brücknerschen Durchleuchtungstest durch. Dabei wird das Auge des Säuglings mit einer Lichtquelle beleuchtet. Ist das Auge in Ordnung, so sieht der Arzt einen rötlichen Reflex durch die rote Augenhintergrundfarbe. Ist eine Linsentrübung vorhanden, so befindet sich im Bild ein dunkler Punkt. Je weniger rot der Lichtreflex ist, desto stärker ist die Linse getrübt.

Eine erhöhte Blendempfindlichkeit oder Schielen können erstes Anzeichen sein. In seltenen Fälle ist der graue Star zusätzlich mit einer Missbildung des Auges gekoppelt. Dann ist oft das betroffene Auge wesentlich kleiner als das andere.

Generell versucht der Augenarzt eine Linsenoperation zu vermeiden, da sich das kindliche Auge noch im Wachstum befindet. Solange das Kind noch an der Linsentrübung ‚vorbeisehen' kann, schiebt man den Eingriff möglichst hinaus. Um das zu beurteilen, versucht der Augenarzt an der Spaltlampe möglichst problemlos die Makula zu erkennen, die Stelle des schärfsten Sehens im Auge. Ist dies möglich, so ist eine Operation noch nicht notwendig. Da die Katarakt eine weiter fortschreitende Augenerkrankung ist, muss man natürlich gerade bei Kindern äußerst regelmäßig zur Augenkontrolle gehen. Am besten in Abständen von zwei bis sechs Monaten.

Wichtig

Mit Kindern sollte man regelmäßig zur Augenkontrolle gehen.

Ist dennoch eine Operation unumgänglich, gibt es zwei unterschiedliche Verfahrensweisen. Zum einen wird bei dem Eingriff die Linse entfernt und anschließend das Sehvermögen mithilfe einer Starbrille oder Kontaktlinsen reguliert. Die andere Möglichkeit ist das Einsetzen einer künstlichen Linse in die noch vorhandene Linsenkapsel. Dies ist jedoch aufgrund des nicht voll ausgeprägten Auges unter Umständen schwierig. Bei Säuglingen und Kleinkindern bis etwa. 20 Monaten verzichtet man auf diese Methode daher ganz. Würde man eine künstliche Linse einsetzen, könnten später gravierende Brillenfehler entstehen und weitere Operationen müssen dann durchgeführt werden. Es ist jedoch kein Problem, eine künstliche Linse später einsetzen zu lassen.

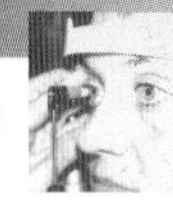

Ist das Kind im Kindergartenalter, so verschreibt man in der Regel bifokale (zweigeteilte) Brillen oder Kontaktlinsen, um eine gute Sehfähigkeit sowohl in der Ferne als auch in der Nähe zu gewährleisten. Die Anpassung der richtigen Gläserstärke muss in sehr regelmäßigen Abständen immer wieder überprüft werden.

Die derzeitige Forschung bemüht sich seit Jahren eine neue Substanz zu entwickeln, die eine normale Krümmungsfähigkeit hat, um so die natürliche Funktion einer Linse optimal nachzuahmen. Gerade bei Kindern könnte dies eine enorme Verbesserung der Möglichkeiten bringen. Bis es so weit ist, dass solche künstlichen Linsen eingepflanzt werden können, werden sicher noch ein paar Jahre vergehen.

Die meisten Augen-Akupunkteure empfehlen den Patienten eine Operation. Doch es gibt zahlreiche Gründe, warum Patienten nach einer Alternative zur Operation suchen. Die Vorstellung eines Eingriffs am Auge jagt vielen Betroffenen Angst ein und sie sind bereit, alles zu versuchen, um eine Operation zu vermeiden.

Behandlung mit Akupunktur

Die Augenakupunktur greift bei der Behandlung des grauen Stars vor allem im fortgeschrittenen Stadium nicht so schnell und auch nicht so gut wie die Operation. Um eine Verbesserung am Auge zu erreichen, benötigt man mindestens 50 Doppelsitzungen, die dann im Ergebnis dennoch vergleichsweise nicht so zufriedenstellend sind wie eine Operation. Letztendlich ist dies durch die lange Behandlungsdauer auch eine Frage des Geldes.

Besonders gute Erfolge zeigt die Augenakupunktur bei der Behandlung des so genannten ‚Nachstars', einem Phänomen, das dann auftaucht, wenn bei der Staroperation nicht die gesamte Linse entfernt werden konnte und sich die Restteile eintrüben und eine Sehverschlechterung verursachen.

Die Anwendung der Augenakupunktur ist insbesondere dann ratsam, wenn der graue Star zusammen mit einer Makuladegeneration auftritt und der Arzt nicht operieren will. Man versucht dann, mithilfe der Augenakupunktur eine Verbesserung der Makuladegeneration herbeizuführen. Ist dies gelungen, so macht eine entsprechende Operation für den Augenarzt wieder Sinn.

Eine Alternative kann die Augenakupunktur auch bei Kindern sein, denn bei Kindern befindet sich das Auge noch im Wachstum, was das Einsetzen einer künstlichen Linse schwieriger macht. Deshalb operieren viele Augenärzte den grauen Star bei Kindern ungern und warten ab, bis ein Alter zwischen 20 und 23 Jahren erreicht ist Dann wächst das Auge nicht mehr.

Da es sich im Wesentlichen beim grauen Star um eine Folge des gestörten Stoffwechsels im Körper handelt, gelten auch hier alle stoffwechselfördernden Therapieverfahren als sinnvolle Ergänzung. Noch nicht ganz gesichert ist die Möglichkeit, die Linse durch Augenbäder mittels einer Spezialsole wieder besser mit Wasser zu versorgen. Wichtig ist bei dieser 1%igen Lösung, dass sie nicht mit normalem Salz oder Meersalz angesetzt ist. Die Sole sollte aus einem Kristallsalz hergestellt werden, das alle 84 Elemente enthält, wie die Salze aus Tibet oder dem Himalaya, die derzeit auf dem Markt erhältlich sind. Wichtig ist außerdem bei der Wahl der Sole die Beschaffenheit des Wassers, das möglichst vitalisiert sein sollte, was es kaum im Handel zu kaufen gibt (Bezugsquellen für gute Sole siehe Anhang). Man geht davon aus, dass durch die Sole mehr Wasser ins Auge ‚gezogen' werden kann und sich der Stoffwechsel in der Linse, der ja meist durch Dehydration entstanden ist, wieder verbessert.

Gebadet wird das Auge mithilfe einer gläsernen Augenbadewanne (bitte keine aus Kunststoff verwenden) ca. 2 Minuten täglich über einen Zeitraum von etwa 3 Monaten.

Kurz-, Weit- und Alterssichtigkeit, Astigmatismus

Mithilfe einer Brille oder Kontaktlinsen lassen sich all diese Fehlsichtigkeiten in der Regel gut in den Griff bekommen. Dennoch behandeln sie nicht die Ursache der Augenerkrankung. Die Motivation vieler, ihre Fehlsichtigkeit behandeln zu lassen, ist meist der Wunsch, auf Brille oder Kontaktlinsen verzichten zu können, oder es handelt sich um solch massive Fehlsichtigkeiten, dass eine Verbesserung um nur ein paar Dioptrien Hoffnung gibt, dass die Fehlsichtigkeit nicht weiter fortschreitet.

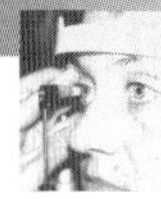

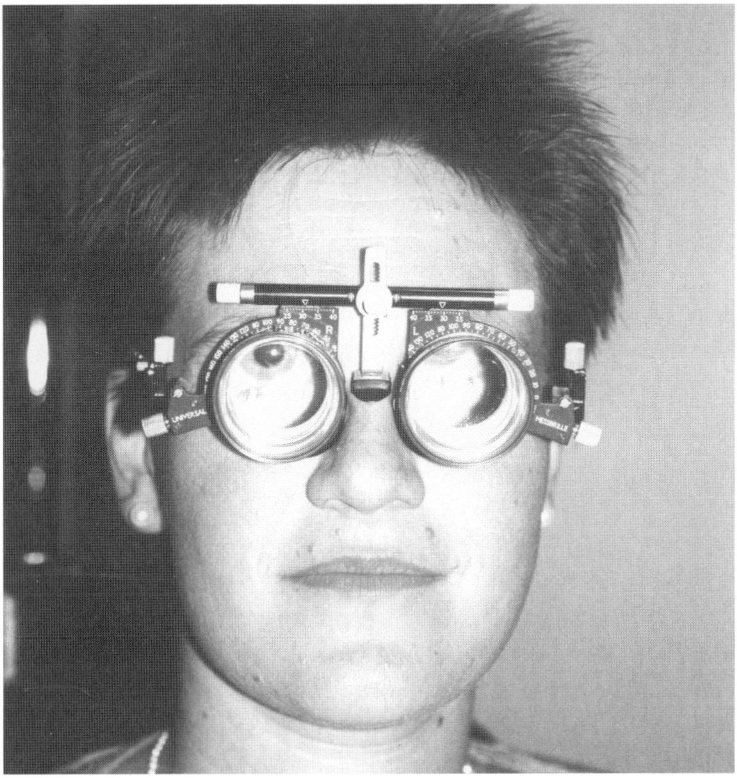

Sehtest beim Augenarzt oder Optiker zur Brillenstärken-Messung

Bei der Weitsichtigkeit (Hypermetropie) ist der Augapfel verkürzt, was dazu führt, dass parallel einfallende Lichtstrahlen sich erst hinter der Netzhaut vereinigen. Mit konvexen Brillengläsern lässt sich der Kurzbau des Auges wieder ausgleichen. Der Weitsichtige sieht in der Weite gut, hat aber Schwierigkeiten in der Nähe, wenn die Fehlsichtigkeit unkorrigiert bleibt. Die Weitsichtigkeit kann, im Gegensatz zur Kurzsichtigkeit, durch die Akkomodation der Linse (Scharfstellung des Bildes durch die Brechungsänderung in der beweglichen Linse) bis zu drei Dioptrien ausgleichen.

Bei der Kurzsichtigkeit merkt der Betroffene die Fehlsichtigkeit schon bei einer halben Dioptrie. Hier ist das Gegenteil der Fall: Der Augapfel verlängert sich und die parallel einfallenden Lichtstrahlen vereinigen sich vor der Netzhaut. Mit konkaven Brillengläsern lässt sich das Bild direkt auf die Netzhaut verschieben. Sieht der Kurzsichtige ohne Brille, so sieht er in der Nähe scharf, nicht jedoch in der Ferne.

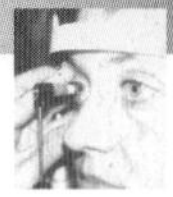

Die Alterssichtigkeit (Presbyopie) trifft über 90% aller Menschen und wird häufig mit der allgemeinen Weitsichtigkeit verwechselt. Sie entsteht jedoch nicht durch ein zu kurzes Auge, sondern dadurch, dass die Linse im Alter nicht mehr so elastisch ist. Sie kann sich deshalb nicht mehr so schnell bewegen, um das Bild scharf zu stellen, das heißt, die Akkommodationsfähigkeit lässt nach. Der Effekt des ‚zu kurzen Arms' beim Zeitung lesen kann auch hier mit einer entsprechenden Brillenkorrektur gelöst werden.

Bei einem Astigmatismus werden parallel einfallende Linien in gar keinem Brennpunkt vereinigt, da die Hornhaut vor dem Auge oder die Linse keine rotationssymmetrische Brechkraft haben. Der Augenarzt verordnet hierfür so genannte Zylindergläser, die die Lichtstrahlen bündeln und so einem Brennpunkt zugeführt werden können.

Beim Einsatz von Augenakupunktur musste man bislang zwischen den Behandlungserfolgen der Weit- und Alterssichtigkeit und der Kurzsichtigkeit stark unterscheiden. Die Kurzsichtigkeit war nur bei Kindern und Jugendlichen bis etwa 21 Jahren gut behandelbar. In dieser Zeit befindet sich das Auge noch im Wachstum, und die Akupunktur kann es offensichtlich positiv beeinflussen. Neu gefundene Punkte geben jetzt aber auch Erwachsenen gute Chancen auf eine Verbesserung am Auge.

Ganz anders ist es bei der Weit- und Alterssichtigkeit. Meist bemerkt der Patient schon nach der ersten Sitzung eine Verbesserung seines Sehvermögens. Um diesen Zustand zu stabilisieren kommt man dennoch nicht darum herum, eine ganze Reihe von Akupunktursitzungen über sich ergehen zu lassen.

Bisher ließen sich wenige Patienten mit einer Fehlsichtigkeit behandeln. Meist sind es die Patienten mit Augenleiden, denen schulmedizinisch nicht mehr geholfen werden kann, die sich einer Augenakupunktur unterziehen. Deshalb kann man gar nicht so genau sagen, wie viele Akupunkturen man im Schnitt braucht, um eine Sehverbesserung zu erreichen, und ob es möglich ist, die Brille anschließend ganz in die Schublade zu legen. Wichtig ist sicherlich, dass man sich schon bei den ersten Anzeichen einer Fehlsichtigkeit in Behandlung begibt. Ist die Fehlsichtigkeit bereits weit fortgeschritten, so kann es auch dann noch sein, dass sich das Sehvermögen um einige Dioptrien verbessert.

Begleitend zur Augenakupunktur gilt auch hier, dass alle Verfahren, die generell den Stoffwechsel im Körper verbessern, auch bei der Kurz-, Weit- und Alterssichtigkeit sowie bei Astigmatismus empfehlenswert sind. Die Verbesserung des Sauerstoffgehaltes im Blut führt zum Beispiel auch dazu, dass Umstrukturierungen im Auge besser umgesetzt werden können, weil die Gewebe besser versorgt werden und so mehr Nährstoffe vor Ort sind, die den Selbstheilungsprozess am Auge unterstützen.

Retinitis pigmentosa

Diese Erbkrankheit gilt in der Schulmedizin als unheilbar. Trotz der scheinbar unmöglichen Aussichten können sich bei der Augenakupunkturbehandlung durchaus Verbesserungen einstellen – geheilt werden konnte sie allerdings bisher auch nicht.

Die Retinitis pigmentosa ist ein degenerativer Prozess im Auge. Die Blutgefäße verengen sich, der Sehnerv wird im Mitleidenschaft gezogen (Optikusatrophie) und Nervengewebe der Netzhaut stirbt schrittweise ab, während sich gleichzeitig Pigmente auf der Netzhaut ablagern. Die Folge ist eine Einengung des Gesichtsfeldes von außen nach innen. Am Ende sieht der Patient nur noch wie durch einen Strohhalm (Tunnelsehen). Dieser Prozess ist fortschreitend und führt schließlich aus Sicht der Schulmedizin unaufhaltsam zur Erblindung.

Allein in Amerika gibt es zehn Forschungszentren für Retinitis pigmentosa, die lediglich den Krankheitsverlauf und seine physischen Ursachen beschreiben können – von einem Heilmittel keine Spur.
Meist gibt es in Familien mehrere Personen, die diese Erkrankung haben, denn Retinitis pigmentosa ist eine Erbkrankheit. In den meisten Fällen zeigen sich die ersten Symptome schon im Kindesalter, seltener taucht die Erkrankung erst im Alter auf.

INFO

Retintis pigmentosa ist eine Erbkrankheit.

Die Augenakupunktur kann die Retinitis pigmentosa bei manchen Menschen positiv beeinflussen. In den meisten Fällen kann das Fortschreiten der Erkrankung gestoppt werden, was angesichts der Tatsache, dass eine völlige Erblindung ansonsten mit Sicherheit eintritt, bereits ein großer Schritt ist. Dies ist insbesondere dann der Fall, wenn die Retinitis pigmentosa früh erkannt wird. Bei einigen Patienten wird jedoch auch eine Sehverbesserung festgestellt, hauptsächlich eine Verbesserung des Kontrastseh- und Farbsehvermögens. Manchmal sind auch geringgradige Gesichtsfelderweiterungen möglich.

Was genau am Auge geschieht, ist bisher noch unklar. Es gibt jedoch erste Vermutungen, dass sich die auf der Netzhaut aufliegenden Pigmente durch die Akupunktur wieder in eine Art Verstoffwechslungsprozess begeben und somit die Möglichkeit besteht, dass Areale auf der Netzhaut freigelegt werden, unter denen die Netzhaut noch nicht zerstört ist.

Wissenswertes

Erfolgsaussichten

Je nach vorherigem Verlauf der Retinitis pigmentosa sind die Erfolgsaussichten unterschiedlich. Ist der Krankheitsverlauf langsam und linear verlaufen, sind die Erfolgschancen höher als bei einem sprunghaften Verlauf.
Bei 60% der Patienten lässt sich durch die Akupunktur das Fortschreiten der Krankheit stoppen und das bestehende Sehfeld erhalten.

Mit großer Wahrscheinlichkeit sind all die zusätzlichen Therapieverfahren sinnvoll, die einen Stoffwechsel am Auge verbessern. Dazu gehören insbesondere alle Verfahren, die die Blutkonsistenz verbessern. Eine entsprechende Ernährungsumstellung, die bei der sonstigen Prognose des Krankheitsverlaufes am besten für einen langen Zeitraum beibehalten werden sollte, kann die Krankheit wenigstens einigermaßen sicher aufhalten.

Diabetische Retinopathie

Der Diabetes ist eine weit verbreitete Krankheit in Deutschland. Er ist auch mit Akupunktur bisher nicht heilbar. Allerdings gibt es derzeit Hoffnung durch ein neues Akupunkturverfahren aus Russland, das durch neue Akupunkturpunkte in Verbindung mit einer speziellen Wärmebehandlung bahnbrechende Erfolge in Aussicht stellt. Dieses Verfahren wird derzeit noch getestet. Erste Ergebnisse scheinen vielversprechend. Nach großen Langzeitstudien, die in Russland gemacht wurden, kann schon nach einer relativ kurzen Behandlungs-

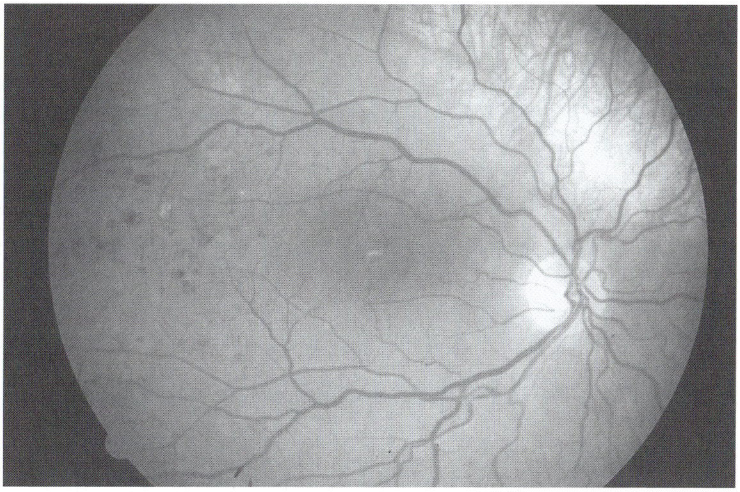

Augenhintergrund bei diabetischer Retinopathie

dauer bei Patienten, die Typ-I-Diabetes haben, die Insulinmenge verringert werden.

Anders verhält es dabei wohl beim Alterszucker, dem Diabetes Typ II. Da viele Diabetiker ihre Ernährungsrichtlinien nicht streng genug einhalten, ist eine dauerhafte Besserung durch dieses neue Akupunkturverfahren wohl weniger in Aussicht. Die genauen Ergebnisse dieser Studie bleiben derzeit noch abzuwarten. Sollten sich die Prognosen als richtig erweisen, so werden Sie dies sicher der aktuellen Presse entnehmen können.

Wissenswertes

Spätfolgen bei Diabetes

Generell gilt, wer von Diabetes betroffen ist, muss mit Spätfolgen rechnen. Dazu gehören chronisches Nierenversagen, Durchblutungsstörungen in den Gliedmaßen, Polyneuropathie (Nervenschädigungen an verschiedenen Nerven wie Sensibilitätsstörungen) sowie Erblindung.

Auch wenn der Diabetes bislang unheilbar ist, so können doch die Augenschäden und andere Nebeneffekte verbessert werden. Bei Diabetespatienten ist es wichtig, schon vor der Behandlung klar zu machen, dass die Betroffenen eine lebenslange Behandlung vor sich haben (das ist nicht zuletzt ein Kostenfaktor für den Patienten).

Die Zuckerkrankheit ist eine Erkrankung des gesamten Körpers. Traubenzucker ist die lebenswichtige Energiequelle für alle Zellen des Körpers. Unser Körper gewinnt diesen Traubenzucker aus den Kohlehydraten, die wir täglich durch unsere Nahrung zu uns nehmen. Das Blut hat dann die Aufgabe, diesen so gewonnenen Zucker in die Zellen zu transportieren. Damit der Zucker von der Zelle aufgenommen werden kann, benötigt der Körper das von der Bauchspeicheldrüse produzierte Hormon Insulin. Bei Zuckerkranken wird genau dieses Hormon jedoch zu wenig produziert oder es gibt eine Insulinresistenz der Zellmembran, in der Folge kann die Zelle den Zucker nicht einbauen. Das Zuckerdefizit in den Zellen führt dazu, dass der Zuckerspiegel im Blut ansteigt.

Erste Anzeichen für eine Zuckererkrankung sind übergroßer Durst und hohe Mengen an Harn. Wird der Diabetes nicht erkannt, entstehen im Laufe der Zeit Veränderungen an den Blutgefäßen im ganzen Körper. Davon ist unter anderem dann auch das Auge betroffen. Die Folge ist eine so genannte diabetische Retinopathie, eine chronische Störung der Durchblutung der Netzhaut. Die Fehlversorgung der Gefäße der Retina führt schließlich dazu, dass die Netzhaut zerstört und für Blut und Blutbestandteile durchlässig wird. Die Folge sind Netzhauteinblutungen, die im Extremfall dazu führen können, dass das Auge ganz vollblutet. Dadurch wird das Sehen massiv beeinflusst – Erblindung ist die Folge.

Die Schulmedizin kann bei der Behandlung der diabetischen Retinopathie keine absolute Heilung erzielen. In manchen Fällen ist es möglich, die Gefäßschäden zu behandeln oder einen gewissen Stillstand der Erkrankung zu erreichen. Um die Behandlung zu unterstützen und das Fortschreiten der Retinopathie zu verhindern, sollte der Diabetiker eine ständige Körpergewichtskontrolle vornehmen, Diät halten, auf Nikotin und Alkohol verzichten und vor allem den Blutzuckerspiegel gut einstellen lassen.

Ist es zu ersten Schädigungen im Auge gekommen, hilft in manchen Fällen eine Laserbehandlung, um den Verlauf der Krankheit aufzuhalten. Bei dieser Behandlung werden Laserstrahlen auf die geschädigte Netzhaut gerichtet, die die krankhaften Wucherungen der Blutgefäße zerstören soll und um eine weitere Bildung neuer Gefäßveränderungen zu verhindern.

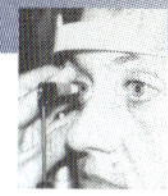

Wissenswertes

Vitrektomie

Eine etwas neuere Technik ist die Vitrektomie. Dabei wird der Glaskörper des Auges operativ entfernt und die Ränder der Netzhaut mit Laser fixiert. Anschließend wird das Auge mit Öl ausgespritzt, um den fehlenden Glaskörper zu ersetzen. Um das Auge herum wird außerdem aus operativen Gründen ein Silikonband angebracht.

Sind die Augen bereits mit Blut angefüllt, genügt eine Laserbehandlung nicht mehr. In der Regel gilt, wer sich im Frühstadium behandeln lässt, hat bessere Aussichten als bei weit fortgeschrittener Erkrankung.

Grundsätzlich ist auch die Behandlung der diabetischen Retinopathie mit Augenakupunktur nicht einfach. Wie bei der Schulmedizin gilt bisher auch hier, je früher der Patient zur Behandlung kommt, desto besser die Aussichten. Da der Diabetiker ganz allgemein sehr langsam reagiert, dauert es auch länger, bis der Patient auf die Akupunktur anspricht. Man muss sich also als Diabetiker von vorne herein darüber im Klaren sein, dass eine Akupunkturbehandlung eine längere Sache ist, bis sie Erfolg zeigen kann.

Gerade im Anfangsstadium, wenn sich die ersten Netzhauteinblutungen zeigen, kann die Augenakupunktur noch gute Ergebnisse erzielen. Häufig gehen die Blutungen zurück. Sie werden erst nach einiger Zeit der Behandlung nachlassen, nicht sofort. Sind die Schädigungen am Auge allerdings schon sehr weit fortgeschritten, kann es sein, dass man auch mit der Augenakupunktur nichts mehr ausrichten kann. In Einzelfällen konnte jedoch beobachtet werden, dass das Blut im Auge offensichtlich über die Retina wieder absorbiert werden kann. Gute Erfolge bei der Behandlung der diabetischen Retinopathie sind selten, aber nicht unmöglich.

Bei der Behandlung von Diabetikern mit Augenakupunktur ist es wichtig, dass der Patient in der Lage ist, seinen Zucker selbst kontrollieren zu können, vor allem, wenn er selbst injiziert. Erfahrungen haben deutlich gezeigt, dass die Augenakupunktur den Zuckerspiegel drastisch senken kann. Daher hoffen nun alle auf das neue Akupunkturverfahren aus Russland. Um eine Überdosis Insulin zu vermeiden, muss sich der Patient unbedingt vor jeder Insulinspritze selbst kontrollieren können.

Wichtig

Bei Diabetikern muss vor einer Augen-Akupunktur der Blutzucker genau kontrolliert werden.

Insbesondere die ECIWO-Akupunktur ist in der Lage, die Funktionsfähigkeit der Bauchspeicheldrüse wieder zu aktivieren. Dies stellt den gesamten Stoffwechsel des Körpers quasi auf den Kopf. Deshalb ist es gerade bei Diabetikern wichtig, alle Stoffwechselfunktionen anzuregen, aber auch genauestens zu kontrollieren. Stoffwechselanregende Therapieverfahren sind generell geeignet, man muss jedoch aufpassen, dass man dem Organismus nicht zu viel zumutet, zumal Diabetiker gern verzögert auf Therapien ansprechen.

Netzhautablösung

Die Ablösung der Netzhaut ist meist ein schleichender Vorgang im Auge. In der Regel beginnt die Ablösung jenseits des so genannten Äquators am Auge, also in einem Bereich des Auges, in dem nicht gesehen wird. Daher ist eine beginnende Netzhautablösung meist eine Zufallsdiagnose. An den degenerativen Stellen verflüssigt sich der Glaskörper des Auges. Bei schnellen Blickbewegungen führt das dazu, dass der Glaskörper an den verletzten Stellen zieht und durch seine fädigen Verbindungen mit der Netzhaut diese weiter einreißt. Schreitet dieser Vorgang weiter, so entsteht ein Loch in der Netzhaut, durch

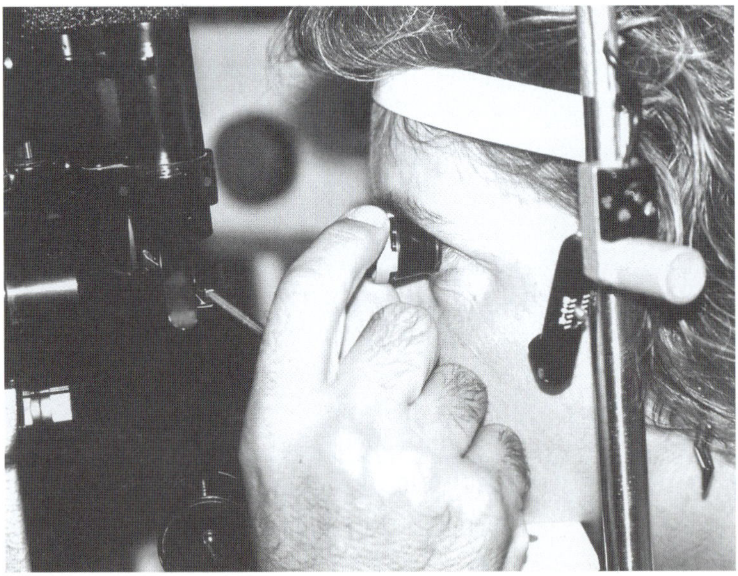

Untersuchung des Augenhintergrundes mit Kontaktglas

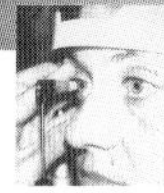

das der verflüssigte Glaskörper nun auch hinter die Netzhaut kommt und so die Schicht der Sehrezeptoren langsam abtrennt.

Wird diese Erkrankung nicht rechtzeitig bei einer Routineuntersuchung erkannt, so schreitet sie fort und führt schließlich dazu, dass große Bereiche der Netzhaut plötzlich ‚herunterfallen' und man spontan eine extreme Sehverschlechterung erfährt.

In jedem Falle gehört eine akute Netzhautablösung in die Hände eines Augenarztes. Wenn sich die Ablösung noch im Anfangsstadium befindet, behandelt er die Retina zunächst mit Laser durch ein Kontaktglas hindurch. Ist die Netzhaut bereits zu großen Teilen abgelöst, wird der Patient nicht um eine Operation herumkommen, bei der die Netzhaut wieder fixiert wird.

Ursachen und Anzeichen

Die Netzhautablösung hat unterschiedliche Ursachen. Bei 60% aller Betroffenen ist eine fortschreitende Kurzsichtigkeit die Hauptursache. Da bei der voranschreitenden Kurzsichtigkeit der Augapfel immer länger wird, kann man sich gut vorstellen, dass die Netzhaut einer immer größeren Spannung unterliegt, und sie dieser Spannung durch Einreißen nachgibt. 35 % der Patienten haben eine Netzhautablösung als Alterserscheinung und 5 % nach einer Staroperation. Als weitere Ursachen gelten starke Erschütterungen des Kopfes, Entzündungen im Augeninneren und Tumoren.

Erste Anzeichen für den Augenpatienten sind das Sehen von Blitzen, Schatten und Schleiern. Der Augenarzt erkennt in der Spaltlampe eine leicht grau verfärbte Netzhaut an den abgelösten Stellen. Das Rot der dahinter liegenden Aderhaut leuchtet nicht mehr und ist nur noch an Stellen der gerissenen Netzhaut zu sehen. Am Höhepunkt der Retinaablösung entstehen blasig aussehende Stellen, an den Randgebieten sind meist Fältchen zu sehen.

Bei einer Lasertherapie versucht der Augenarzt die Randgebiete der abgelösten Retina ‚zuzuschweißen', so dass der verflüssigte Glaskörper an der Stelle keine weiteren Schäden anrichten kann. Ist die Netzhaut bereits heruntergefallen, so muss der Augenarzt operieren und die Netzhaut wieder am Augenhintergrund fixieren. Die so entstandenen Gesichtsfeldausfälle sind nicht mehr zu retten.

Augenakupunktur bei Netzhautablösung

Die Augenakupunktur ist insbesondere für die Patienten interessant, bei denen sich die Netzhaut immer wieder löst und der Vorgang nicht zum Stillstand kommt. Die Augenakupunktur sorgt dafür, dass weitere Netzhautablösungen gestoppt werden.

Wie es möglich ist, das können sich auch die Augen-Akupunkteure nicht erklären, aber bei manchen Patienten ist es ganz offensichtlich durch Perimeterkontrolle bestätigt, dass sich die Sehfähigkeit an den abgelösten Stellen wieder regeneriert. Die einzige Erklärung hierfür ist, dass es trotz Ablösung immer noch aktive Rezeptoren geben muss, die die Aufgabe des Sehens schließlich übernehmen. Eine interessante Beobachtung haben unabhängig voneinander verschiedene Augen-Akupunkteure gemacht. Das durch die Laserung entstandene Narbengewebe hat sich bei vielen betroffenen Patienten wieder zurückgebildet.

INFO

Das durch Laserbehandlung entstandene Narbengewebe kann sich wieder zurückbilden.

Gelegentlich kommt es bei einer Netzhautablösung auch zu Einblutungen im Auge. Hier ist es möglich, dass das Blut durch die Augenakupunktur über die Netzhaut wieder resorbiert wird. Allerdings muss man unter Umständen, je nach dem, in welchem fortgeschrittenen Stadium sich die Erkrankung befindet, über die Anbehandlungsphase (7–10 Tage) hinaus Geduld haben, da das Blut im Auge langsam und kontinuierlich resorbiert wird und nicht spontan.

Gerade bei einer Netzhautablösung ist die Versorgung der restlichen Netzhaut von größter Wichtigkeit. Daher sind all diejenigen Stoffe wichtig, die das Auge benötigt, um neue Zellen produzieren zu können und die alten Zellen optimal mit Nährstoffen zu versorgen. Das generelle Prozedere der Stoffwechselaktivierung gehört auch hier zum erfolgreichen Behandlungskonzept.

Zentralvenen- und Zentralarterienthrombosen

Bei einer Zentralarterienthrombose spricht man auch vom Augeninfarkt, denn wenn sich eine Thrombose in einer Arterie am Auge bildet, erblindet der Mensch innerhalb von Sekunden. Bildet sich im Gegensatz dazu eine Thrombose in einer Vene des Auges, geht dies all-

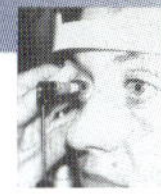

mählich vonstatten, führt aber dennoch in der Regel zur Erblindung. Das Wichtigste bei einem Augeninfarkt ist, dass man sofort alles stehen und liegen lässt und die nächste Augenklinik aufsucht. Dort nimmt man dann unter Umständen eine so genannte Lyse vor, mit der man versucht, die Thrombose aufzulösen. Eine Lyse muss aber spätestens 6 bis 8 Stunden nach dem Augeninfarkt gemacht werden, denn sonst ist es aus schulmedizinischer Sicht zu spät.

Bei einer Zentralvenenthrombose versucht der Augenarzt manchmal, mithilfe von Aspirin das Blut wieder dünnflüssiger zu machen. In der Regel kann die Schulmedizin jedoch nichts mehr ausrichten.

Sehstörungen aufgrund von Thrombosen am und im Auge lassen sich mit Augenakupunktur ganz gut behandeln. Beim Augeninfarkt kann ein Teil des Sehvermögens wieder zurückgewonnen werden, dasselbe gilt für die Zentralvenenthrombose. Wie es zu solchen Thrombosebildungen kommen kann, ist eingehend im Kapitel Ernährung beschrieben.

Wichtig

Bei einem Augeninfarkt sofort in die nächste Augenklinik

Der Thromboseverschluss am Auge ist also das Ende einer langen Kette von schädlichen Vorbedingungen im Körper, die man nun bei der Behandlung auch wieder ursächlich auflösen muss. Sonst bilden sich an anderen Stellen im Körper möglicherweise neue Thrombosen. Die Augenakupunktur kann auch den Auflösungsprozess der Thrombose unterstützen, allerdings wird jeder Augen-Akupunkteur hier unbedingt mit zusätzlichen Verfahren arbeiten.

Generell gibt es bei Thrombosen im Auge eine Verbesserungschance bei 60% der Patienten, in Einzelfällen konnte die gesamte Sehleistung auch wieder zurückgewonnen werden. Abhängig ist der Erfolg allein von der Verbesserung der Blutzusammensetzung.

Optikusatrophie – Störungen des Sehnervs

Unter einer Optikusatrophie oder Optikusneuropathie versteht man allgemein eine Störung des Sehnerves. Je nach Ursache kann der Sehnerv sich zusammenziehen und schrumpfen und so seine Funktionsfähigkeit einbüßen.

Die Gründe, die zu solch einer Optikusatrophie führen, sind zahlreich. Optikusatrophie ist eine beliebte Diagnose bei Augenärzten, immer dann, wenn sie eigentlich nicht genau wissen, was mit dem Sehnerv los ist. In der Regel bemerkt der Augenarzt bei der Augenhintergrundsuntersuchung, dass der Sehnervkopf, an der Stelle, an der er ins Auge eintritt, blass aussieht. Je heller der Fleck ist, desto stärker ist der Sehnerv in seiner Funktionsfähigkeit beeinträchtigt. Für den Patienten bedeutet das massive Einschränkung des Sehens bis hin zur Erblindung.

In der Regel ist es der Endzustand eines bereits länger anhaltenden Krankheitsprozesses, wie bei einem Glaukom, einem Trauma (durch äußere Gewalteinwirkung), einer Neuritis (Entzündung des Sehnervs),

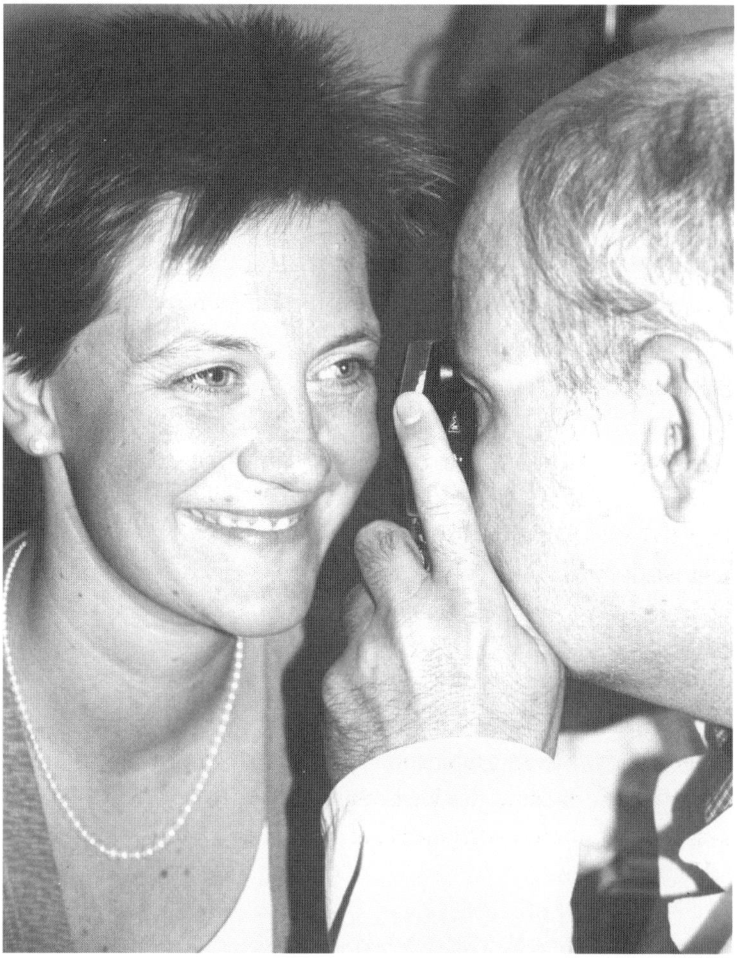

Untersuchung des Augenhintergrundes mit Ophthalmoskop

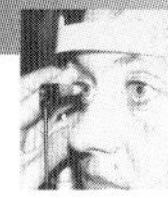

Druck auf den Sehnerv wie durch raumfordernde Prozesse wie einem Tumor oder arteriosklerotisch bedingter Durchblutungsstörungen.

In vielen Fällen lässt sich die genaue Ursache einer Sehstörung gar nicht diagnostizieren. Man kann zwar feststellen, dass der Sehnerv irgendwie in Mitleidenschaft gezogen ist, die genauen Ursachen bleiben jedoch verborgen. Die Schulmedizin hat bis heute keine Möglichkeiten, eine Optikusatrophie zu behandeln. Häufig wird ein Behandlungsversuch mit Cortison unternommen, in der Annahme einer Autoimmunerkrankung.

Augenakupunktur bei Optikusatrophie

Augenakupunktur ist die einzige echte Alternative bei allen Optikusatrophien. Man vermutet, dass durch die gesteigerte Durchblutung des Auges, die unter anderem durch die Akupunktur ausgelöst wird, bestimmte Teile des Sehnervs wieder aktiviert werden können. Viele Patienten mit so genannten ‚toten' Sehnerven haben durch die Augenakupunktur ein verbessertes Sehvermögen erhalten, was eigentlich unmöglich ist. Je nach tatsächlicher Ursache der Optikusatrophie ist sogar eine vollständige Heilung möglich.

In der Praxis bedeutet das meist, dass man ausprobieren muss, ob die Augenakupunktur den Sehnerv positiv beeinflussen kann – hier kann man Glück oder Pech haben. Ist der Sehnerv beispielsweise vollständig durchtrennt, so kann man sicher auch mit den Nadeln oder anderen naturheilkundlichen Verfahren nichts mehr ausrichten. Durch die vielen unklaren Diagnosen scheinen jedoch Sehnerven immer wieder intakte Restbereiche zu haben, die aktiviert werden können; anders wären diese Behandlungsergebnisse wohl nicht denkbar. Einen Versuch ist es allemal wert, da es schulmedizinisch keine Alternative gibt.

Der Einsatz anderer naturheilkundlicher Verfahren ist durch die vielen verschiedenen Ursachenmöglichkeiten nicht eindeutig festzulegen. Alle Verfahren, die eine bessere Versorgung des Sehnervs mit sich bringen, können sich positiv auf eine Optikusatrophie auswirken.

Sehstörungen durch Gehirnschädigungen

Bei Sehstörungen durch Gehirnschädigungen ist das Auge in der Regel vollständig in Ordnung. Die Ursache des Sehverlustes liegt irgendwo im Gehirn. Dabei können die verschiedensten Fehlfunktionen unterschiedlicher Hirnregionen die Ursachen für Sehstörungen dieser Art sein. Ein Schlag auf den Kopf kann das Sehzentrum des Gehirns beeinträchtigen oder die Sehrinde, die sich direkt unterhalb des Schädelknochens befindet. Ein Blutgerinnsel im Gehirn kann solche Sehstörungen auslösen, ein Schlaganfall ebenso. Das Sehen wird in diesen Fällen dadurch verhindert, dass ein für das Sehen verantwortlicher Teil des Gehirns nicht richtig funktioniert.

Gerade bei diesen Erkrankungen haben die Patienten eine ungeheure Chance auf Verbesserung und viele sogar auf eine vollständige Heilung. Bei Blutgerinnseln wurde beobachtet, dass sich durch die Augenakupunktur das Hämatom auflösen lässt, in einigen Fällen auf dem Röntgenbild sogar nicht einmal eine Narbenbildung mehr nachweisbar ist. Dieselbe Erfahrung hat man auch bei Traumapatienten gemacht. Die Nadeln sind offenbar in der Lage, gestörte Areale des Gehirns wieder mit mehr Blut und damit auch mit mehr Sauerstoff zu versorgen, was dann eine Verbesserung des Sehvermögens nach sich zieht. Natürlich sind begleitend deshalb alle Verfahren geeignet, die diesen Vorgang noch zusätzlich unterstützen können.

Insbesondere bei Augenfehlfunktionen nach Schlaganfällen scheint die ECIWO-Akupunktur als wichtigstes Mikrosystem in der Augenakupunktur durchschlagende Wirkung zu haben. Es gab Fälle, bei denen der Schlaganfall bereits über zehn Jahre zurücklag, eine halbseitige Lähmung und der Verlust des Sprechens die Folge war. Nach 14 Behandlungen mit ECIWO-Akupunktur begann der Patient wieder erste Worte zu stammeln und mit der Hand auf einem Stück Papier zu kritzeln.

Auch die Chelat-Therapie kann bei Patienten mit Schlaganfall eine hervorragende unterstützende Wirkung zeigen. Gleiches gilt auch für die Sauerstoff- und Ozontherapie, denn gerade nach einem Schlaganfall ist es wichtig, dass das Gehirn wieder mit mehr Sauerstoff versorgt wird. Dadurch scheint es möglich zu sein, die Regenerationsfähigkeit des Gehirns extrem steigern zu können.

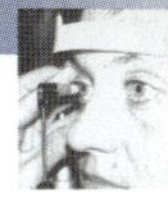

Sehstörungen durch Medikamentenvergiftung

Bei einer Medikamentenvergiftung ist meist die Funktion der Leber stark beeinträchtigt. Dies kann dann auch, wie bei zu hohen Dosen von Methylalkohol bekannt, Sehstörungen verursachen. Die Therapie der Wahl ist im ersten Moment daher eine massive Entgiftungs- und Ausleitungskur. Immer wieder gibt es Präparate, bei denen im ‚Kleingedruckten', die Problematik eines Sehverlustes erwähnt wird. Zu diesen Präparaten gehört z. B. ein bekanntes Magenmittel, das allerdings nur bei intravenöser Gabe problematisch werden kann. In der Bundesrepublik gibt es eine ganze Reihe betroffener Patienten. Teilweise wurden sie erfolgreich mit Augenakupunktur behandelt. Dabei wurde das Sehvermögen allerdings nur zum Teil wieder erlangt.

Generell gilt: Gelingt die Ausleitung des Präparates, das die Sehstörung verursacht hat, so besteht eine gute Aussicht, dass sich auch das Sehvermögen wieder verbessert. Da die Möglichkeiten der verursachenden Medikamente allerdings so weit gefächert ist, kann man noch keine genaue Aussagen machen. Die Rückentwicklung des Sehvermögens hat natürlich auch mit dem Medikament und dessen Zusammensetzung zu tun.

Alle naturheilkundlichen Methoden (wie die Chelat-Therapie), die eine Entgiftung unterstützen, sind hier begleitend angezeigt. Allerdings muss man bei der Chelat-Therapie genau wissen, um welches Medikament es sich bei der Vergiftung handelt. In manchen Fällen können diese Präparate auch unter die Kontraindikation fallen.

Trockene Augen

Viele tausend Menschen leiden unter zu trockenen Augen. Die Ursachen liegen in einer Unterproduktion der Tränenflüssigkeit im Tränenkanal, oder die Zusammensetzung des Tränenfilms ist falsch. Die Folge: An manchen Stellen wird die Hornhaut oder die Bindehaut geschädigt. Der Tränenfilm hat die Aufgabe, das Auge mit Feuchtigkeit, notwendigen Nährstoffen und Sauerstoff zu versorgen. Außerdem bietet diese Augenflüssigkeit Schutz vor Krankheitserregern aus der Umwelt.

Dieser Tränenfilm ist äußerst komplex aufgebaut. Er besteht im Wesentlichen aus drei Teilen, einer äußeren Fettschicht, die den Tränenfilm vor Verdunstung schützt, einer mittleren, wässrigen Schicht, die die Hornhaut mit Sauerstoff versorgt und einer inneren Schleimhaut, die Unebenheiten auf der Augenoberfläche ausgleicht und deren Befeuchtung möglich macht. Auch hier liegen, wie bei vielen anderen Augenerkrankungen, die Ursachen in einem generellen Stoffwechselproblem des Organismus.

Das trockene Auge ist derzeit schulmedizinisch gesehen nicht heilbar. Der Augenarzt verschreibt als einzige Behandlungsmöglichkeit so genannte ‚künstliche Tränen', ein Tropfenpräparat, das die fehlende Tränenflüssigkeit ergänzen soll.

Ist der Tränenfilm nicht perfekt ausgebildet, kann es zu einer Austrocknung an der Augenhornhaut kommen. Durch Blinzeln wird der Tränenfilm normalerweise gleichmäßig über die Hornhaut verteilt. Wer allzu angestrengt sieht, wie beim Autofahren oder vor dem Computer, der blinzelt manchmal zu wenig. Dann reißt der Tränenfilm auf und das Auge trocknet aus. Dies ist im Übrigen ein generelles Problem aller Menschen. Wir blinzeln zu wenig. Alle 3 Sekunden wäre eigentlich normal. Wer bewusst häufiger blinzelt, sorgt dafür, dass die Nährstoffe, die aus der Tränenflüssigkeit ins Auge kommen sollen, besser und mehr verteilt werden. Je älter ein Mensch wird, desto mehr geht die Tränenproduktion zurück.

Weitere Ursachen für trockene Augen können auch hormonelle Schwankungen (beispielsweise in den Wechseljahren) sein oder Umwelteinflüsse wie zu hohe Ozonwerte, Wind, Abgase oder Rauch. Genussmittel wie Alkohol oder Nikotin, eine trockene Raumluft durch die Heizung sind ebenfalls mögliche Auslöser. Bei Klimaanlagen und Zugluft steigert sich die Verdunstung des Tränenfilms.

Eine ganze Reihe von Medikamenten kann ebenfalls ein trockenes Auge verursachen: die ‚Pille', Betarezeptorenblocker (die meist bei Glaukom verordnet werden), Psychopharmaka, Schlaf- und Beruhigungsmittel.

Chronische Erkrankungen wie beispielsweise Rheumatismus können als Nebenerscheinung trockene Augen haben. Kontaktlinsen oder Veränderungen an den Augenlidern beeinflussen den Tränenfilm

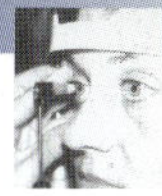

ebenfalls. Allgemeine Hauterkrankungen spiegeln sich durchaus auch in der Zusammensetzung des Tränenfilms wider.

Die Augenakupunktur verzeichnet ganz hervorragende Ergebnisse bei der Behandlung von trockenen Augen. In der Traditionellen Chinesischen Medizin gibt es eine Punktekombination, die gut funktioniert. Bei der Nasenakupunktur gibt es ebenfalls zwei Punkte, die in der Regel noch besser und schneller wirken. Meistens spürt der Patient bereits direkt nach dem Setzen der Nadel eine Wirkung. Es gab Fälle, in denen eine einzige Akupunktursitzung ausreichend war, um die trockenen Augen zu heilen, es kann aber auch länger dauern. Dann sollte man in kurzen Zeitabständen die Akupunktur wiederholen, um das Ergebnis stabilisieren zu können.

Behandlung von Kindern mit Sehstörungen

Die Behandlung von Kindern mit Sehstörungen ist in den meisten Fällen mit guten Ergebnissen möglich. Da sich das Auge bis etwa zum 21. Lebensjahr noch im Wachstum befindet, ist es sehr gut möglich, auftretende Augenerkrankungen zu beeinflussen.

Kinder sind grundsätzlich in jedem Alter behandelbar – auch schon im Säuglingsalter. In der Augenakupunktur behandelt man Kleinkinder bis etwa zum 6. Lebensjahr lediglich mit zwei oder vier Nadeln. Manche Therapeuten verwenden dazu besonders feine und dünne Nadeln, die die Kinder gar nicht oder kaum spüren. Die Punktekombination entstammt der Traditionellen Chinesischen Medizin. Aus chinesischer Sicht sind alle Erkrankungen bei Kindern nicht chronisch, sondern akut. Die vom Augen-Akupunkteur gewählten Punkte sind daher entsprechend.

Zu den erfolgreich behandelbaren Augenerkrankungen bei Kindern gehört insbesondere die Kurz- und Weitsichtigkeit. In manchen Fällen gelingt eine erfolgreiche Akupunktur auch bei Schielen, Nystagmus und Erblindung durch zu wenig Sauerstoff während der Geburt des Kindes. Als Faustregel gilt, je früher man mit der Behandlung einsetzt, desto größer sind die Chancen, Augenfehlsichtigkeiten bei Kindern rechtzeitig zu regulieren und eine Weiterentwicklung aufzuhalten.

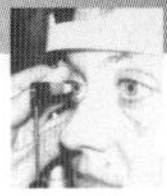

Gerade bei Kindern kann man davon ausgehen, dass ihr Stoffwechsel noch nicht so belastet ist. Treten Augenerkrankungen auf, so ist es in diesem Alter oft rasch möglich, eventuell schon vorhandene Stoffwechselproblematiken einfach zu beheben. Fragen zur Behandlung des juvenilen grauen Stars sind ausführlich im Kapitel grauer Star behandelt.

Tipps im Umgang mit den Krankenkassen

Die Augenakupunktur wird in der Regel nicht von den Kassen ersetzt. Sie gehört noch nicht zum so genannten Leistungskatalog. Ausnahmen gibt es lediglich bei einzelnen Privatversicherern. Auch dort hängt es weniger von der Versicherung als vom good will des Sachbearbeiters ab. Im Augenblick sind Akupunkturbehandlungen generell aus der Kassenleistung herausgenommen worden. Stattdessen versucht man, anhand so genannter Modellversuche die Wirkung von Akupunktur auf festgelegte Diagnosen wie z. B. chronisches Lendenwirbel-Syndrom oder chronischer Kopfschmerz statistisch zu erfassen und auszuwerten, um dann später zu entscheiden, ob Akupunktur ersetzt wird.

Grundsätzlich gilt aber eigentlich immer noch der Grundsatz: Wenn die Therapie geholfen hat und die traditionellen Methoden keine Erfolgsaussichten mehr haben, muss die Kasse zahlen.

Doch die Krankenkassen haben so viele Möglichkeiten gefunden, den Kassenpatienten zu verunsichern und ihn mit permanenten Negativ-Bescheiden unter Druck zu setzen, so dass viele – möglicherweise zu früh – aufgeben.

Es ist deshalb wichtig, vor und nach der Behandlung durch einen Augenarzt den Status der Erkrankung feststellen zu lassen. Ist Ihr Augenarzt nicht bereit dies zu tun – was wir leider immer wieder erleben – so wechseln Sie einfach nach der naturheilkundlichen Behandlung den Augenarzt und lassen Sie sich die Untersuchungsergebnisse aushändigen. Manchmal kann Ihnen Ihr behandelnder Therapeut auch einen Augenarzt nennen, der offen ist für eine naturheilkundige Behandlung; das macht es manchmal einfacher.

Auf Ihre Untersuchungsergebnisse beim Augenarzt haben Sie übrigens ein Recht – Sie haben dafür auch bezahlt. Machen Sie das Ihrem Behandler klar, auch wenn dieser das Gegenteil behaupten sollte.

Wir möchten nicht behaupten, dass Sie mit solch positiven Bescheiden Ihr Ziel bei den Kassen generell erreichen. Meistens gelingt es auch dann nicht. Doch ohne diese Papiere haben Sie in der Regel überhaupt keine Chance. Zu den generellen Kassenleistungen anderer naturheilkundlicher Verfahren gehört die Neuraltherapie und gelegentlich auch die Homöopathie. Alle anderen Methoden müssen leider vom Patienten selbst getragen werden oder können eventuell als außergewöhnliche Belastung beim Finanzamt geltend gemacht werden.

Noch ein Tipp: Suchen Sie einen naturheilkundlich erfahrenen Arzt oder Heilpraktiker und Akupunkteur auf, der schon viele Patienten mit ihrer speziellen Erkrankung erfolgreich behandelt hat. Naturheilkunde und Akupunktur kann man nicht an einigen Wochenendkursen erlernen!

Patienteninformationsstelle/ Ausbildungsmöglichkeiten

Vor einigen Jahren wurde eine Patienteninformationsstelle eingerichtet, bei der sich Patienten über die Möglichkeiten der Augenakupunktur und anderer naturheilkundlicher Verfahren bei ihrer Erkrankung beraten lassen und auch Adressen ausgebildeter Akupunkteure erhalten können.

Die Liste der praktizierenden Augen-Akupunkteure enthält Ärzte, Augenärzte und Heilpraktiker, die sich früher bei Argus International oder jetzt bei der neuen CHIRON Medical GmbH haben ausbilden lassen. In der Zwischenzeit gibt es in puncto Ausbildung leider viele Trittbrettfahrer, die jedoch häufig nur die Basisakupunktur weiter vermitteln und nicht die in der Zwischenzeit längst neu hinzugekommenen Ergänzungen begleitender Therapiemöglichkeiten. Es ist daher wichtig, dass sie sich vor der Entscheidung für einen Therapeuten genau vorher erkundigen, wo jemand seine Ausbildung gemacht hat.

Ab Februar 2003 gibt es eine neue Liste, bei der nur noch Therapeuten aufgelistet sind, die eine entsprechende Prüfung mit Erfolg abgelegt haben.

Wie bekommt man Adressen?

Sie schreiben an:
CHIRON Medical GmbH
Patientenservice
Im Harperoth 27
53639 Königswinter-Thomasberg
Tel.: 0049/ (0) 2244/ 900533
Fax: 0049/ (0) 2244/ 902898

Bitte beilegen: DIN A4-Rückkuvert, frankiert mit 1,53 EUR, sowie einen Unkostenbeitrag von 5 EUR (bar oder als Scheck).
Sie erhalten eine Patienteninformationsbroschüre und eine Liste aus-

gebildeter Augen-Akupunkteure aus ihrem Postleitzahlgebiet.
Wer nicht aus Deutschland schreibt, sendet bitte einen DIN A4-Rückumschlag und 10 EUR.
Adressen gibt es derzeit für Deutschland, Österreich, Schweiz, England, Dänemark, Jugoslawien, USA, Brasilien.

Patienten-Informationsfilm (VHS-Cassette)

Ein Patienten-Informationsfilm (18 Min.) enthält das Wichtigste über Augenakupunktur und Therapieverfahren sowie Patientenberichte. Sie können das VHS-Video beim Patientenservice für EUR 15,30 bestellen. Bitte senden Sie hierfür ein DIN A4-Rückkuvert, frankiert mit 2,25 EUR, sowie die Kosten für das Video (bar oder Scheck).

Sole für Augenbäder

Die im Buch erwähnte Sole können Sie bei CHIRON Medical GmbH beziehen. Die Sole wird in einer Flasche mit 250 ml geliefert; auch eine dazu passende Augenbadewanne aus Glas können Sie dort bestellen.

Literatur

Im Ehrenwirth-Verlag erschien im Februar 2001 das Buch
Karin Brucker: Augenakupunktur. Sehstörungen natürlich heilen
Ein spezieller Ratgeber für die Wirkungsweise und Durchführung der Augenakupunktur (9,95 EUR).

Im selben Verlag erschien im Januar 2002
Karin Brucker: SOS aus dem Auge
Ein spezieller Ratgeber für Patienten mit Makuladegeneration, grauem Star oder grünem Star (9,95 EUR).

Ausbildung zum Augen-Akupunkteur

Wenn Sie Interesse an einer Ausbildung zum Augen-Akupunkteur haben, dann wenden Sie sich bitte an

CHIRON Medical GmbH
Im Harperoth 27
53639 Königswinter-Thomasberg
Tel.: 0049/ (0) 2244/ 900533
Fax: 0049/ (0) 2244/ 902898
www.chiron-medical.com
E-mail: k.brucker@chiron-medical.com

Die CHIRON Medical GmbH ist spezialisiert auf Augenakupunktur und andere Sonderformen der Akupunktur und bietet regelmäßig Termine zur Weiterbildung an. Derzeit gibt es ein umfangreiches Ausbildungsprogramm, das über mehrere Wochenenden geht und mit einer Prüfung abgeschlossen wird. Bitte erfragen Sie aktuelle Termine und Ausbildungspläne. Hier erhalten Sie ebenfalls weiterführende medizinische Fachliteratur, beispielsweise zu ECIWO und Su Jok sowie zu zahlreichen anderen Akupunktursystemen oder naturheilkundlichen Verfahren.

Danksagung

Unser spezieller Dank geht an die Beraterpraxen in Kiel, Rodalben und Bad Wörishofen. Der Dank geht besonders an den Heilpraktiker Ralf Meyer aus Rodalben, der dieses Buch mit seinem Wissen zur Ernährung und Chelattherapie, Sauerstoff-Mehrschritt-Therapie und Ozontherapie unterstützte. Die beiden Heilpraktiker und Spezialisten für Augenakupunktur, Walter Felser und Heidi Riefler (Bad Wörishofen), haben ebenfalls wesentlich zum Inhalt des Buches durch ihre jahrelange Beschäftigung mit der Augenakupunktur beigetragen. Weiterer Dank geht an Augenarzt Dr. Christian Cramer (Gummersbach) für die Möglichkeit, in seiner Praxis zu fotografieren, sowie an Dr. Burkhard Dick der Augen-Uniklinik Mainz und Dr. Yorck Walpuski, Augenarzt in Kiel, für die diversen Fotos und konstruktive schulmedizinische Begleitung.

Ebenso danken wir Marco Andres Villalobos Lerchundi für die verschiedenen Grafiken, die er eigens für dieses Buch erstellte, sowie Christian Sohns für die aufopferungsvollen Korrekturlesearbeiten.

Und den beiden Katzen Jeannie und Jolene sei Dank, die mit ihrer Schreibtischunterhaltung immer wieder für quälende und erheiternde Abwechslung beim Schreiben sorgten.

Patienteninformationsstelle und CHIRON Medical GmbH

Hans-Peter Wutta, Allgemeinarzt und Arzt für Naturheilverfahren,
spezielle Augenakupunktur, ECIWO-Akupunktur, TCM
Holstenstr. 77
24103 Kiel
Tel.: 0431/ 94252
Fax: 0431/9795400
E-mail: akumedia@aol.com
www.akumedia.de